TOPOGRAPHIE

MÉDICALE

DE LA

VILLE DE TOUL

Par M. Adolphe NAUDARD, docteur en médecine

TOUL

IMPRIMERIE D'ARGUITE BASTIEN, RUE DE S. GAUTIER

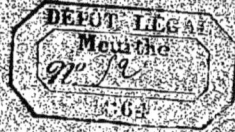

TOPOGRAPHIE MÉDICALE DE LA VILLE DE TOUL.

TOPOGRAPHIE

MÉDICALE

DE LA

VILLE DE TOUL

Par M. Adolphe NAQUARD, docteur en médecine.

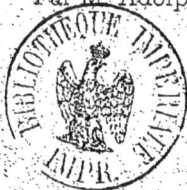

TOUL

IMPRIMERIE D'AUGUSTE BASTIEN, RUE DU SALVATEUR

1863.

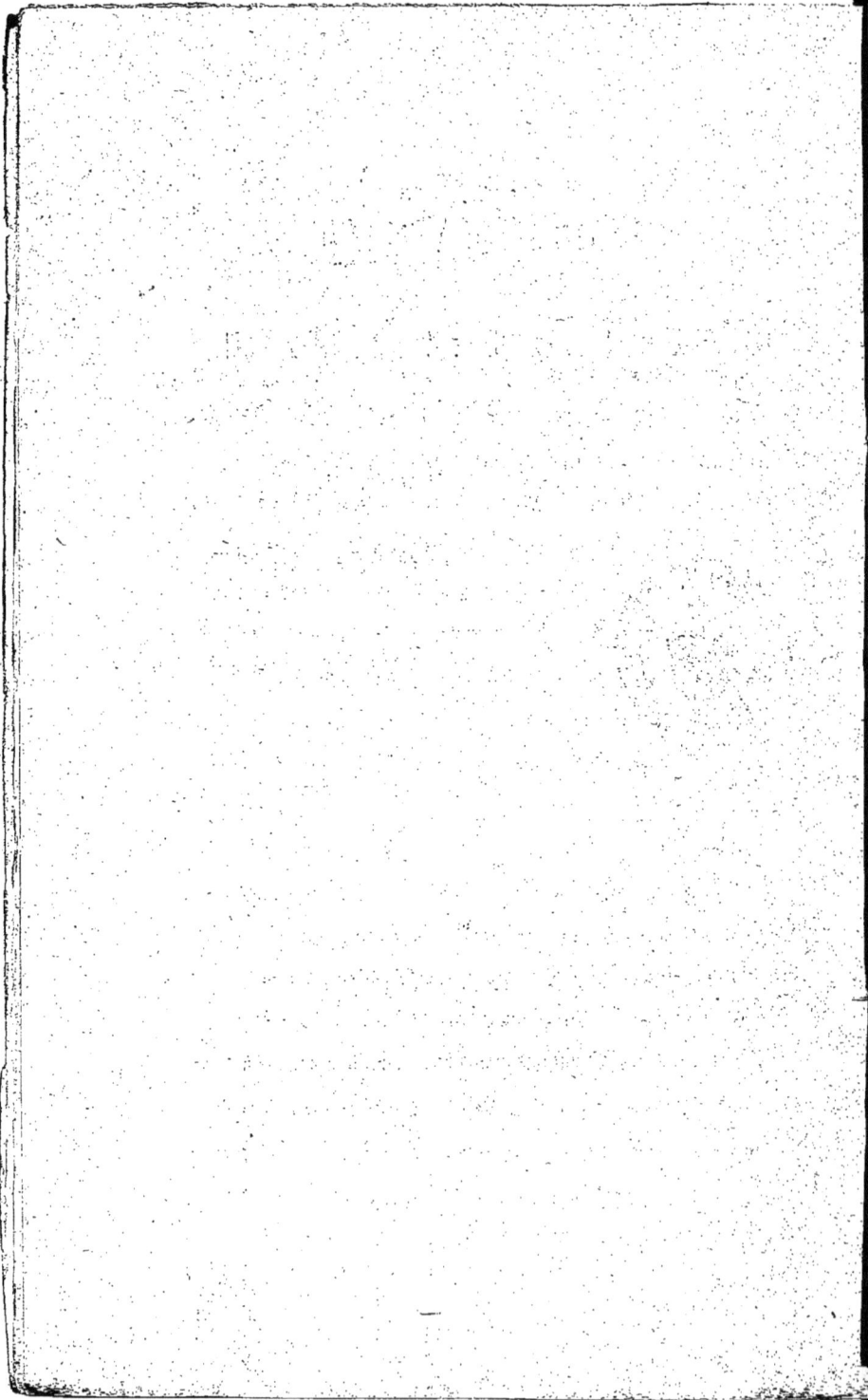

Topographia. Τοπος, lieu, γραφω, je décris.

La Géographie médicale passe en revue les nombreuses régions de la terre, pour décrire ce que leur position, leurs productions, leurs climats, présentent d'intéressant; pour découvrir leur influence sur les fonctions de la vie, les caractères des habitants, les tempéraments, les maladies. Elle trouve toujours une application de ses remarques, car des contrées se ressemblent, et les variations ne les atteignent pas toutes. La topographie a moins de stabilité; parmi les particularités qu'elle signale, les unes peuvent disparaître, être remplacées par de nouvelles, circonstances fournissant des sujets d'observations actuelles.

Au commencement de ce siècle, un homme justement estimé de ses concitoyens, au bien-être desquels il s'était dévoué, publia une Topographie qui fut jugée, par une société savante, l'œuvre d'un médecin adonné à la lecture des anciens, soutien des améliorations. Les détails sont clairs, précis, bien ordonnés, les réflexions judicieuses. Je me serais contenté de consulter et de prendre, pour

guide de ma pratique, le livre de M. N. Leclerc, sans
les changements considérables que la ville a subis à l'intérieur et surtout aux environs, méritant à leur tour quelques annotations. La description des maladies communes
et leur traitement exigeraient la plus grande part d'un
traité de pathologie, je m'occupe seulement de celles qui
ont le plus de fréquence ou de permanence, et des règles
d'hygiène propres à les prévenir. Les passages en vers,
que j'ai insérés entre des chapitres, obtiendront quelque
indulgence, en portant l'invitation de les prendre pour de
la prose; je ne leur attribue point d'autre valeur; ils sont
dictés par le désir de rendre la lecture moins sombre,
moins monotone.

Je fais hommage de cet essai à la santé publique, son
but d'utilité excusera son imperfection.

ANTIQUITÉS LEUQUOISES ET TOULOISES.

On nomme *les Gaules* la partie de l'Europe comprise entre l'Océan britannique, au nord ; le Rhin, la grande Germanie, une fraction des Alpes avec l'Italie, à l'orient ; la mer Méditerranée, les Pyrénées et l'Espagne, au midi ; le grand Océan, à l'occident. Trois races les peuplèrent : les Celtes ou Galls, noyau principal, les Ibères répandus dans le midi, les Grecs qui fondèrent Marseille, ville d'où sortirent des colonies qui s'établirent à Nice, Antibes, et dont les habitants inquiétés par leurs voisins, les Liguriens Transalpins, les Provençaux, appelèrent les Romains à leur secours, 153 et 125 ans avant l'ère chrétienne.

Cette vaste contrée fut occupée, dans les temps reculés, par une foule de petits états dont le gouvernement était fédératif, et réunis sous trois grandes divisions : les Kymris purs ou Belges, au nord de la Marne ; les Aquitains, au sud de la Garonne ; les Celtes ou Gaulois proprement dits, au centre, entre les deux rivières. L'Empereur Auguste appela Narbonaise la portion que les Romains avaient conquise antérieurement à César. Probus, en partageant la Narbonaise en deux provinces, et la Belgique en trois, forma sept gouvernements. Après Gratien, leur nombre fut porté à dix-sept, renfermant ensemble cent dix-sept cités. La Belgique fut séparée en deux : la première comprenait Trèves, métropole, possédant une juridiction supérieure, résidence du gouverneur; puis Metz, Toul, Verdun et les pays qui en dépendaient.

L'histoire de ces nations nous apprend que leurs plus grandes excursions et leurs émigrations, par un penchant naturel de prendre possession, de trouver un climat plus salubre, un sol nouveau ou plus fertile, d'étendre l'échange des ressources, se firent en suivant une marche du nord au midi, malgré un reflux souvent occasionné par des obstacles ou la résistance des Aborigènes. Le goût des armes, le désir des aventures, l'esprit de conquête, entraînèrent des tribus gauloises au-delà des Pyrénées et des Alpes, jusqu'en Grèce; un jour, Brennus, chef des Sénonais, vint attaquer Rome, la fit trembler, pesa sa rançon avec ces dures paroles : malheur aux vaincus !

Le vide décidé par des expéditions fréquentes se comblait par des excursions que tentaient les peuplades de la Germanie qui soutinrent une lutte longue et opiniâtre contre les Romains et les premiers rois de la monarchie; les Francs, dont le nom signifiait libre, fier, courageux, loyal, confédération plus ou moins nombreuse et puissante, longtemps flottante dans la Gaule du nord et de l'est, surtout depuis les empereurs Probus et Julien, jusqu'à Théodose-le-Grand, de l'année 276 de l'ère à 395, s'emparèrent de plusieurs territoires sous leurs rois Clodion et Mérovée, s'y établirent définitivement sous Clovis, qui se fit instruire dans la religion chrétienne en 496, par un religieux de Toul, saint Waast, plus tard promu à l'évêché d'Arras. La domination de Rome ainsi se retrécit successivement, pour s'effacer entièrement un peu plus tard.

Les successeurs de Clovis agrandirent ses états, et suivant les circonstances, en les partageant entre leurs héritiers, en amoindrirent l'importance. En 855, l'empereur Lothaire abdiqua en faveur de son deuxième fils Lothaire II, et lui céda la partie orientale de son empire qui prit son nom : (Loherrègne, en vieux français, se changea en celui de Lorraine); elle répondait assez exactement à l'ancienne Austrasie, dont Metz était la capitale. Charles-le-Simple abandonna ce royaume à Henri Ier, dit l'Oiseleur, roi de Germanie, en 923. Othon-le-Grand le donna à son frère Brunon, archevêque de Cologne qui en forma les duchés de Basse-Lorraine au nord ; de Haute-Lorraine au sud, embrassant le Luxembourg et les trois évêchés. Cette distraction occasionna maintes fois des tiraillements et des démêlés entre les cours Allemande et Française, jusqu'en 1552, époque à laquelle Henri II reprit le protectorat et la suzeraineté de ce pays, détaché du territoire auquel il revint pour toujours à la mort du roi de Pologne Stanislas Leizinski, usufruitier-viager qui termina la suite des ducs héréditaires.

Les Leuces ou Leuques, en latin *Leuci*, peuple de la haute Belgique ou Mosellane, parce qu'elle touchait aux sources de la Moselle, occupaient une vaste contrée composant la plus grande partie des départements actuels de la Meurthe et des Vosges. Suivant les géographes Ptolémée et Strabon, elle était limitée par le pays des Messins, des Verdunois, des Langrois, des Francs-Comtois, des Suisses et des Alsaciens. Elle avait environ trente-huit lieues en longueur, vingt-deux en largeur, ce qui donne une superficie de 20,900 kilomètres carrés.

L'auteur de l'Histoire ecclésiastique de Toul, le révérend Benoît Picart, fait remarquer une coïncidence : la province des Leuquois représente assez bien l'étendue du diocèse de Toul, ou de la juridiction spirituelle ; et le Toulois, le domaine temporel, l'archidiaconé.

Le Toulois était borné au nord par le Scarponois : chef-lieu, Scarpone.

Dans la Woivre, dont Cérès aimait à visiter les champs, on trouvait près de la forêt la Reine, Royaumeix, jardin de plaisance destiné aux princesses de la 1re et de la 2e races.

A l'est, par le Saunois ; Salone en était la cité, elle était située au voisinage de Château-Salins. Le Portois avait Saint-Nicolas pour cité ; il s'y tenait des foires importantes. Le Chaumontais formait la majeure partie de la Lorraine, avec les comtés de Blâmont et de Salm. Nancy était le chef-lieu ; cette belle ville fut primitivement un château, elle ne devint considérable qu'au XIIe siècle. Lunéville fut la résidence du roi de Pologne. Dom Calmet écrivit dans l'abbaye de Senones.

Au sud, le Saintois. On l'appelait le grenier d'abondance de la Lorraine. Vaudémont en était la capitale. On y voit des ruines romaines et la tour des Sarrazins, bâtie par Brunehant, épouse de Sigebert, roi d'Austrasie.

A l'ouest, les Vaux. Le château de Quatrevaux était dans les bois entre Blénod et Vaucouleurs. A côté d'un modeste moulin touchant à la nouvelle route d'Orléans, appelé les Quatre-vaux, la tradition désigne dans une gorge étroite et courte l'emplacement du château de la Reine, envahi par la végétation de la forêt. Dans ce lieu où quatre vallons aboutissent, s'assemblèrent le 8 décembre 1299, Philippe-le-Bel, roi de France, et Albert Ier, empereur.

Le pays de Bedeu ou de Blois avait pour cité Void, sur le ruisseau *Vidus*; sa forteresse était importante; le chapitre de Toul avait un prévôt à Void, ses membres s'y retiraient quelquefois.

Ces petites contrées, avec plusieurs circonvoisines, l'Ornois, le Barrois, le Bassigny, une partie de la Mosellane, composaient des duchés, des comtés, des seigneuries s'étendant irrégulièrement, se rétrécissant à un bout, s'élargissant à l'autre, se côtoyant, se touchant seulement à une extrémité.

Le Portois était enclavé dans le Chaumontois.

Les principales villes des Leuques étaient les suivantes :

Toul, en latin *Tullum*, appelée encore *Leuca*. Elle a pu résister aux ravages des Vandales dont le chef, Genséric, fut l'allié d'Attila et des Huns qui désolèrent les Gaules dans le cinquième siècle ; des Normands qui se répandirent dans la province au neuvième siècle ; des Hongrois qui la traversèrent dans le dixième. Nous en citerons d'autres qui n'offrent plus que des ruines, dont les fouilles ont procuré de précieuses trouvailles aux numismates et aux antiquaires.

Lorsque le roi des Huns, fléau du genre humain,
Attila, convoitant un immense butin,
Résolut d'envahir nos fertiles contrées,
Un obstacle arrêta ses hordes effrénées,
Avides de dégâts, de pillage, de sang.
Toul était destinée à rompre le torrent :
Confiante en ses murs, à la défense prête,
Guidée en ce moment par une ferme tête,

Vénérable Prélat dont l'éloquente voix,
Aussi persuasive et propre à ces emplois
Que celle de Nestor, désarma le sauvage,
En flattant son orgueil par un adroit hommage,
En lui montrant ailleurs des intérêts plus sûrs.
Il prouva l'ascendant sur les cœurs les plus durs,
Que gonflent le courroux, l'ardeur pour l'opulence,
Des beaux dons de l'esprit unis à la prudence.

Nasium, aujourd'hui Naix-aux-Forges, sur la route
de Ligny à Gondrecourt.

L'antique *Nasium* devait être importante,
Sa situation la rendait florissante.
La Champagne y menait des liqueurs et des vins,
Le Barrois déposait des fruits, d'excellents grains.
On lui donne en longueur deux ou trois mille mètres,
Moitié pour la largeur, d'où de grands périmètres :
Sur un tertre un château; sur un autre un couvert
De deux retranchements, en face un coteau vert.
L'Ornain la traversait; son eau limpide et fraîche,
Aux clos des souvenirs pratiquant une brèche,
Entraîne chaque jour quelque renseignement.
Elle ne put éteindre un fort embrasement,
Sous l'empire romain; la ville est rebâtie
Sous les premiers rois Francs; un second incendie
L'a réduite en hameau, ayant aux environs
Une forge, un canal de navigations.

Grand, bourg sur la route de Gondrecourt à Neufchâteau.

Sur ce vaste plateau, combien d'amas de pierres!
On les prendrait de loin pour autant de carrières.

Le sol est rocailleux, en des points les Grandois
Ont mêlé les débris des champs, des murs, des toits,
Pour nettoyer la place. Au plus gros je m'arrête,
Éboulis monstrueux qui soulève sa crête
Sur le brusque versant d'un terrain déprimé,
Séparé du plateau par un val resserré,
Le regardant au nord. Sous la mousse grisâtre,
On découvre aisément un fier amphithéâtre.
Le dessin trace à l'œil un arc de six cents pas,
Embrassant les gradins, les corridors; en bas,
L'arène; au côté droit, ses deux tours contiguës,
Deux portes à sa gauche, en cintres étendues.
L'empereur Julien, à ses soldats vainqueurs
Accordait en spectacle, entre gladiateurs;
Prisonniers, animaux, des luttes trop meurtrières,
Puis des paris, des jeux. Des plantes potagères
En silence ont germé au lieu qui, par moments,
Retentit de clameurs et de gémissements.

Soulosse, en latin *Solimariaca*, sur la route de Neufchâteau à Colombey.

Soulosse était petite, au rapport de l'histoire,
Mais elle possédait des monuments de gloire,
Au Musée accueillis : des monnaies, des tombeaux,
Statues, bas-reliefs. Entre les deux coteaux
Elle occupait la plaine, à la droite du Vaire,
Maintenant plus au Nord. Cette claire rivière
S'embouche dans la Meuse, une lieue au-dessous
Du bord où saint Élophe a péri sous les coups
De ses persécuteurs. La curieuse église
Qui conserve son nom, sur la hauteur assise,

Sert de seule paroisse à quatre hameaux voisins,
Le sien étant compris dans ces pieux liens ;
Chacun d'eux est régi par un conseil, un maire,
Où Soulosse répand l'instruction primaire.

Scarpone, Charpagne, sur la route de Nancy à Metz.

Sans cinq à six maisons, les traces de Scarpone
Formeraient table nette. Une île l'environne,
Rondeur que la rivière ombrage de ses bras.
Sur l'escarpe de gauche, un monticule ras,
Au nord de Dieu-Louard, court écart, nous rappelle
Sa situation, que borne la Moselle
Dans ses débordements. Au centre on est conduit
Sur l'un des ponts, ruinés, qui traversaient son lit.
Le chemin de fer pose une gare assez proche,
Au moulin le château verse l'eau sous la roche.

Le gouvernement des Leuques a dû d'abord être le
même que celui des Séquanais, des Allobroges, des Ré-
mois..... Il était fédératif. Plusieurs états indépendants
se réunissaient chaque année, avec leur noblesse, pour
élire un magistrat suprême chargé de la direction intérieure, investi du droit de vie et de mort, et un général
pour les défendre et les conduire à la guerre. Dans les
cités se tenaient des assemblées, où le peuple en corps
nommait soit des sénats, soit des chefs ou des rois. Les
hommes s'y présentaient armés, les femmes étaient admi-
ses et donnaient leur avis. Dans ce régime social naissant,
avec les Druides et leurs hautes attributions, on trouve
les trois éléments qui, plus tard, représentèrent des nations en trois ordres : la noblesse, le clergé, le tiers-
état.

Jules César conquit les Gaules dans la période de 59 à 51 ans avant l'ère; il s'y fit des alliés en tirant parti des rivalités et des inimitiés de certaines nations. Ses campagnes lui ayant fait connaître le courage et la fermeté des Belges, leur adresse dans les exercices du corps; la supériorité des habitants de Trèves à conduire les chars, la dextérité des Leuques à lancer le javelot et les flèches, il donna entrée dans ses légions à l'élite de la jeunesse. Il laissa aux Gaulois leurs droits autonomes, leurs coutumes, leur imposa des tributs modérés. Auguste leur confirma ces priviléges et ces franchises. Les Trévires, les Messins, les Leuques furent traités avec faveur comme peuples libres. Les premiers rois Franks conservèrent le mode d'administration que les Romains avaient respecté; la direction centrale changea seule de chef, de siège, de nom.

On désignait par cité l'universalité de la population d'un pays et ses dépendances; plus tard, ce nom fut réservé à la capitale ou au chef-lieu. On appela ducs les gouverneurs de provinces; comtes, les gouverneurs des villes. Ils avaient des officiers placés en second ordre, fonctionnant dans les lieux moins importants; de là sont venus les titres de Prévôté, de Châtellenies, de Centenies. Des circonscriptions établies avant les Romains ou par eux, les unes furent maintenues par la puissance ecclésiastique, d'autres furent morcelées par les empereurs allemands.

Les Gaulois, avant la civilisation, étaient vifs, audacieux, francs, généreux, curieux et crédules. Les hommes avaient droit de vie et de mort sur leurs femmes et leurs enfants. La religion populaire avait pour base la déification des forces de la nature : le feu, les vents, la foudre, adorés sous le nom d'une divinité qui imprimait une volonté à ses agents physiques : encore la personnification des arts et des sciences. Les Druides croyaient à la métempsycose, à l'immortalité de l'ame, aux peines et aux récompenses futures ; ils guidaient le culte des esprits élevés. Leur hiérarchie comprenait les prêtres, les devins, les poëtes ; les druidesses étaient ordinairement prophétesses. Ils avaient des écoles d'instruction à Chartres, Autun, Toulouse..... Leurs cérémonies se pratiquaient d'abord dans les forêts ; ils vénéraient le chêne, fêtaient la recherche et la cueillette du gui dont ils faisaient une panacée; ils étaient aussi médecins. On leur a reproché des sacrifices sanglants, même d'immoler des prisonniers et des criminels, barbarie que punirent et firent cesser les empereurs romains. Le polythéisme gaulois se mélangea à celui des vainqueurs. Le culte de Mercure, Mars, Jupiter, (Bélénus, musicien, poëte, médecin), tomba successivement devant le dogme des apôtres. Le christianisme s'établit assez tard dans le pays leuquois, quand il avait déjà opéré des conversions à Trèves, Tours, Lyon..... Saint-Mansuy, Écossais d'origine, s'achemina dans nos contrées vers l'année 365, il habita primitivement hors de Toul, une humble retraite qui devint dans la suite un oratoire, auquel s'ajouta une célèbre abbaye de bénédictins qui porta son nom. Ce digne pasteur et propagateur de la foi, dont la fête du 3 septembre a toujours rappelé la date de la mort, eut pour successeurs, dans le cours de quatorze siècles, 90 évêques qui se sont distingués pour la plupart par leur piété, leur savoir, leur tolérance. Plusieurs furent mis au nombre des saints ; l'un d'eux occupa le siége de Saint Pierre , sous le nom de Léon IX ; ils fondèrent des monastères dans lesquels beaucoup de malheureux étaient secourus ; ils répandaient l'instruction , faisaient surveiller les classes par un écolâtre. Les divers cours d'enseignement , les renseignements ouverts par une riche bibliothèque , le nombre des maîtres , étaient des ressources qui , dans leur ensemble , composaient une université.

L'évêché de Toul se trouva dans une certaine position de neutralité et d'indépendance , à l'égard des ducs que les empereurs d'Allemagne appelèrent au gouvernement de la Lorraine : il relevait de l'Empire et de Trèves, archevêché. Des concessions territoriales et des priviléges lui furent confirmés par des chartres. Dagobert 1er lui accorda un pouvoir exclusif sur un espace de plusieurs lieues carrées ; on le nomma ban royal ; le temporel se composa des droits régaliens et des dons de tout genre qui furent légués par des rois , des princes , des prélats. Le comté et ses prérogatives furent garantis par Henri l'Oiseleur et Othon Ier. Du moment de la réunion du comté à l'église de Toul ; les annales de l'administration locale et civile se rattachent à l'histoire ecclésiastique ; le prélat prit les titres de comte, seigneur, prince du Saint-Empire. Il choisissait et nommait les officiers de sa cour, pour défendre ses domaines, commander les troupes en temps de guerre : les baillis ayant mission de rendre la justice : le vicomte, avoué, sénéchal, chambellan.....

Le Maire , major, tenait en main le pouvoir exécutif ; il était assisté d'un conseil de dix prud'hommes ou pairs qui, pour un temps, furent appelés justiciers, bannerets, parce que chaque quartier de la ville avait sa bannière ;

plus tard échevins élus par la bourgeoisie, présidés par un maître-échevin à qui ressortissait la direction de la police.

Des historiens, entr'autres le révérend Benoît Picart, ont déploré les dissentions et les troubles qui, en maintes occasions, ont agité notre cité et décidé des inimitiés entre les bourgeois, le chapitre ou l'évêque, entre le chapitre et l'évêque. Ce fut un résultat de variations dans les relations des rangs de la population, dans l'exercice de ses droits politiques, dans les attributions de la municipalité.

Dans les 1ers âges, les notables, adjoints aux religieux, concouraient à la présentation des prélats; le pape, sur l'agrément du souverain, sanctionnait la nomination; cet appel au suffrage était une initiative bien flatteuse. La participation du peuple de la cité et de son clergé fut récusée par différents synodes, et le concile général de Latran, en 1215; les chanoines tentèrent à plusieurs reprises d'user seuls de la faculté du vote électif. La France se consolant difficilement de la coupure faite à son territoire, l'Allemagne prétendant garder ses acquisitions, les ducs de Lorraine cherchant à s'agrandir, sondaient secrètement l'esprit de la population pour y semer des dispositions favorables à leur influence, ou bien se ménageaient un parti dans le clergé, la noblesse, qui entrât dans leurs desseins. Les ducs de Bourgogne convoitaient la Lorraine qui coupait leurs états; des seigneurs ambitieux empiétaient quelquefois sur les domaines de l'évêché; des aventuriers venaient les ravager; des papes refusaient les brefs à des candidats présentés par le chapitre ou les puissances; les évêques pour se soutenir et faire respecter le diocèse, demandaient la garde et le protectorat à la souveraineté dont ils croyaient avoir le moins à craindre, et qui leur imposait un tribut, parfois trop lourd. Tant d'intérêts et de motifs contraires étaient propres à susciter des tiraillements, des contestations, des luttes auxquelles la bourgeoisie s'efforçait de se soustraire, où elle n'intervenait que pour garantir ses priviléges et ses franchises. Dans les circonstances fâcheuses, elle serrait ses rangs autour de la corporation municipale, formant ainsi un tout homogène dont l'union faisait la force. Dans les assemblées délibérantes, dans les députations pour les affaires extérieures, elle figurait sans distinction de classes; et comme représentation exacte d'une population d'origine, de condition libre, noble, exempte de toute servitude, apte à monter à tous les offices. Telles sont les paroles de Jean Dupasquier, un des dix justiciers de Toul. Plusieurs empereurs, entr'autres Maximilien et Ferdinand, ont traité la bourgeoisie avec ces égards.

Des événements aussi tristes ont été causés par la sorcellerie et les punitions qu'on lui infligea. On a pendu, on a brûlé des sorciers dans notre ville ainsi qu'en Lorraine, un plus grand nombre de sorcières. Les procédures dirigées contre ces malheureux font reconnaître dans leur nombre, des victimes de préjugés, des insensés, des schismatiques, des filous.

Les traditions du polythéisme ancien qui a créé des demi-dieux avec des caractères bizarres, des génies, bons, mauvais, avaient encore cours à la fin du moyen-âge; les déités avaient changé leurs noms, on parlait d'esprits, de fées, de lutins..... Des présages sur les naissances, les décès n'ont pas perdu tout crédit. Des personnes circon-

-spectes, prévoyantes, heureuses dans leurs entreprises, ont pu être soupçonnées d'être en relation avec quelque puissance surnaturelle, par des individus ignorants et envieux; du soupçon à l'accusation, la distance n'est pas grande; tout s'y change en noir.

Le monomane d'orgueil se proclame maître absolu, puissant, grand magicien; il n'est pas étonnant que des aliénés se soient crus sorciers. Des gens simples, timorés, inquiets, ne s'expliquant point des suggestions instinctives, le tourment des passions, s'imaginaient être doubles, possédés du démon, réclamaient l'exorcisme. Aujourd'hui, on leur donnerait une maison de santé pour asile.

Plusieurs évêques ont pris des mesures pour remédier à l'insuffisance d'instruction de certains ecclésiastiques. Les doctrines de Luther, au XVᵉ siècle, aigrirent beaucoup d'esprits orthodoxes; les réunions de ceux qui les acceptèrent, se faisaient d'abord secrètement, donnèrent de l'ombrage, furent supposées présidées par les esprits infernaux, assimilées au sabbat. De quelles calomnies ne furent point entourées les premières sociétés chrétiennes, à Rome! Nous savons que les inspirations suggérées à Jeanne-d'Arc, par la foi religieuse, le patriotisme, le dévouement, furent taxées par des cœurs froids, vindicatifs, d'hérésie, d'idolâtrie; l'ennemi ajouta facilement le grief de sorcellerie. La justice de Moyen-Moutier, en 1450, livra au prévôt, pour le punir de mort, un porc convaincu d'avoir dévoré un enfant : ailleurs, un taureau fut condamné à la potence, après avoir ouï la sentence. Encore si les erreurs du temps n'avaient fait pâtir que des animaux.

De vrais coupables furent les compères et les commères

qui, par calcul, firent un métier de la sorcellerie; qui, par des menées mystérieuses, magiques, profitèrent de la crédulité, de la sottise, garnirent leur bourse en vendant des sentences, des amulettes, pour chasser les maléfices, conjurer les sorts; qui préparaient les charmes, les philtres.....

MONNAIE ET LANGUE.

Il est certain que les rois de la seconde race ont eu un bureau de monnaie dans Toul, une rue l'indique encore par son nom. Les évêques ont fait frapper des pièces, dans le temps où ils ont joui des régales sur le domaine de leur église, jusqu'à la réunion à la couronne de France; ils eurent aussi un bureau à Liverdun et à Brixey; ils ont souvent affermé leur droit à des princes voisins. Les pièces anciennes sont très rares, leur matière était d'un mauvais aloi.

On dit que la langue des Bas-Bretons tient beaucoup de la Celtique.

Les actes publics s'écrivaient en latin, plus tard en caractères gothiques et sur parchemin; on commença à les écrire en langue vulgaire vers le milieu du XIII° siècle. Ses termes n'étaient point de l'allemand ni du français purs; ils composaient une langue incorrecte, le rôman, dont beaucoup de mots sont tirés du latin dégénéré, et sont conservés de nos jours dans les différents patois des campagnes.

ÉTABLISSEMENTS DE CHARITÉ ET D'INSTRUCTION.

La culture intellectuelle fut toujours favorisée dans no-

Ire cité ; les pères du concile tenu à Savonnières, château détruit, situé près de Foug, en 859, sous Charles-le-Chauve, réclamèrent la réorganisation des écoles, la direction des études, non seulement pour la théologie et le chant ecclésiastique, mais aussi pour les arts libéraux. Mais la médecine fut longtemps négligée ; au XIe siècle et dans le cours des précédents, pour trouver des praticiens habiles, on était souvent obligé de s'adresser à des Israélites qui étaient allés étudier en Espagne ou en Italie. Brunon, archevêque de Trèves, avait pour médecin un juif nommé Josué.

Saint Hubert, évêque de Liége et patron des chasseurs, au VIIIe siècle, apprenait aux bénédictins des Ardennes à prévenir l'hydrophobie et à guérir les possédés. Leur église est encore visitée de nos jours, on y suit un régime particulier, un traitement moral et des devoirs religieux ; plusieurs ordres de chevalerie ont été créés en l'honneur de son chef.

La Maison-Dieu de Toul fut fondée en 994 par saint Gérard, pour soulager les pauvres ; il lui réserva, pour son entretien, la dîme de tous les revenus de l'évêché.

En 1091, on établit dans la ville un hospice pour les pélerins et les étrangers, près de l'abbaye de Saint-Léon, habitée par les chanoines réguliers.

En 1200, les bourgeois de Toul construisirent à Valcourt (nom dérivé probablement de vallon court), une léproserie dont la surveillance était confiée à un religieux de l'abbaye de Saint-Epvre. Il existe encore une chapelle attenant à une habitation, à Gare-le-coup, où la messe était célébrée, à certaines époques, par un prêtre de la paroisse Saint-Gengoult : on y va en pélerinage pour la guérison de certains maux. Un peu plus tard, une autre léproserie fut bâtie à Saint-Mansuy.

L'hopital civil a été établi avant le milieu du XIIIᵉ siècle. Nemeric Barat qui était maître-échevin en 1238, demanda des religieux hospitaliers du Saint-Esprit pour leur en confier l'administration. M. de Sithie, évêque sous Louis XIII, mécontent de la direction de la maison, remplaça les religieux par des prêtres de la mission. Les bourgeois firent avec eux une transaction en 1637, par laquelle l'hopital et ses dépendances furent séparés à perpétuité de la maison des hospitaliers, avec un tiers des biens dont la régie et l'administration demeureraient à l'évêque, au lieutenant-général et au maire, qui pourraient commettre telles personnes ils voudraient, pour la prendre en leur nom. Le spirituel resta aux religieux de la mission. L'hopital, avec les donations qu'il avait reçues, avait à cette époque mille écus de rente; somme plus importante alors qu'elle ne le serait aujourd'hui.

Dans les statuts synodaux qu'il publia en 1515, l'évêque Hugues des Hasards inséra la défense à tout homme ou femme de pratiquer la médecine et la chirurgie, dans son évêché, avant d'avoir été examinés, admis par lui ou son official, sous peine d'excommunication et d'amende. Il fonda et dota l'hospice de Blénod, son pays natal, pour les indigents et les malades de la châtellenie. Dans la suite, les biens de donation furent réunis au patrimoine de l'hopital Saint-Charles de Toul, à la condition que trois pauvres de Blénod seraient constamment reçus et entretenus dans cet établissement.

Des différentes branches de l'art de guérir, mises entre les mains des religieux, l'hygiène était celle qui de-

vait le mieux prospérer ; les règles de divers ordres, surtout de celui de saint Benoît, leurs occupations, la régula-
rité de la vie , comprenaient de sûrs moyens de prévenir
bien des maux ; ils donnaient l'exemple, il leur suffisait
d'enseigner ce qu'ils mettaient en pratique pour s'en préserver. La lecture des anciens les mettait au courant des
maladies ordinaires , dans lesquelles la diététique et quelques précautions forment la base du traitement. Mais dans
les maux violents , à marche rapide, qui réclament des
remèdes énergiques , ils devaient être embarrassés, et
l'expectation laissait le malade à sa constitution, aux ressources de la nature , pour amener des crises salutaires
qui peuvent faire défaut. Les connaissances des matrones
se communiquaient par des leçons privées; nous voyons
de nos jours les mères de famille nombreuse, les remplacer au besoin dans les cas les plus simples , instruites par
des épreuves personnelles.

Charles III de Lorraine fonda en 1572, à Pont-à-Mousson , une université qu'il confia aux jésuites ; elle devint
célèbre , était fréquentée par des étrangers et la jeunesse
allemande. Le duc Léopold créa pour cette université une
chaire de chirurgie, en 1707, dont le titulaire jouit des
mêmes prérogatives que les professeurs en médecine ;
jusque-là, les chirurgiens étaient assimilés aux barbiers.
Il fit élever dans le jardin des plantes une belle serre et
une vaste salle où se faisaient les cours de botanique et
d'anatomie. C'est à Pont-à-Mousson qu'étudia François-
Nicolas Marquet, auteur d'un système reproduisant celui
d'Hérophile, sur la possibilité de reconnaitre l'état du
pouls, par une similitude avec les divers rhythmes de la
musique.

Au Val-d'Ajol, situé entre Luxeuil et Plombières, la famille Fleurot s'exerçait avec zèle à la réduction des luxations et des fractures. Elle fut citée pour son désintéressement et sa modestie. On venait de loin se fier à l'adresse de ces praticiens, ou on les faisait venir près des blessés. Son chef fut anobli par Louis XV, et des descendants prennent aujourd'hui la qualification d'ostéologistes.

D'abord chirurgien de Pierre-François Armand, prince de Lorraine, archevêque de Bayeux, frère Côme Baseilhac parcourait la France pour exercer sa méthode dans l'opération de la taille.

Le conseil de ville de Nancy, sur les propositions du roi Stanislas, céda aux frères hospitaliers un bâtiment et un jardin, situés au nord-est de l'ancienne esplanade, pour la construction d'un hospice desservi par dix religieux ; Stanislas leur abandonna le château de Gondreville, dans les bosquets duquel le prince d'Elbœuf avait élevé un bel hopital qui fut occupé par ces religieux jusqu'à la révolution française. Le roi de Pologne, pour encourager les sciences, créa le 15 mai 1752 le collège royal de médecine ; l'année suivante, la faculté de Pont-à-Mousson fut agrégée au collège de Nancy.

Des idées philanthropiques, dans ces dernières années, ont tourné vers la prévoyance, louable direction dans une localité comme la nôtre, où la classe indigente est nombreuse. Les caisses d'épargne si secourables aux ouvriers dans les moments de chômage, par la sûreté des dépôts et la facilité du retrait, ont fait sentir l'avantage d'une société de secours mutuels qui, avec une modique rétribution, procure aux malades des médecins au choix, des mé-

dicaments, même une indemnité pour le temps perdu.
Elle est en voie de prospérité, grace à une sage administration et à des donations qui promettent de se succéder.

INHUMATIONS.

Le procédé de l'incinération en usage chez les Gaulois,
fut employé jusqu'à l'établissement du christianisme : les
corps des chefs, revêtus de pourpre, étaient placés sur
un immense bûcher, parés d'armes, de drapeaux conquis,
de fleurs et de figures. Les cimetières gallo-romains ont
fourni beaucoup d'urnes cinéraires enfouies dans le sol,
ou dans les cavités intérieures des monuments. Ces tombes offrent ordinairement l'image des défunts, avec les
instruments caractéristiques de leur profession. Les in-
scriptions sont en latin, même en grec, plus ou moins
correct. Les religieux de distinction étaient enterrés dans
les chapelles des monastères, avec des ornements de leur
ordre ; les habitants dans des cimetières attenant aux
églises ; cette disposition existe encore pour beaucoup de
villages. Le tombeau en pierre jaunâtre de Saint-Mansuy,
existe ouvert et vide, au faubourg de ce nom, dans un
petit caveau creusé au-dessous de l'église de l'abbaye,
maintenant une grange. Sur le couvercle est gravée l'ef-
figie du prélat portant la crosse et la mitre. Beaucoup de
dalles de la cathédrale présentent les images et des inscrip-
tions rappelant les membres du chapitre qui reposent
sous elles. En creusant les fondations du pont tournant
du canal, à Saint-Mansuy, dans le voisinage du couvent
des capucins, on a trouvé des tombes en pierre, et les in-

signes qu'elles contenaient les font rapporter au temps des Romains. Dans le courant du XVIII° siècle, on a transporté beaucoup de morts au Pâtis-des-Agneaux, près du bois de Toul, sans doute par mesure de précaution. Les deux cimetières placés à la porte de France et à celle de Metz, ont été supprimés, le passage troublait les cérémonies funèbres. Celui qui les remplace est au nord de la ville, dans un endroit tranquille; les vents les plus fréquents emportent les émanations vers la côte, qui arrête celui du nord, plus rare. Son étendue, ainsi que le prouve l'usage, permet de laisser les fosses intactes pendant quinze ans, période plus que suffisante à la décomposition; une grille élégante forme sa clôture. Des concessions de place s'obtiennent pour une longue durée; les procédés d'embaumement, surtout celui de M. Ganal, peu employés jusqu'ici, offrent aux familles la facilité de conserver l'image des parents qui leur sont chers.

VOIES DE COMMUNICATIONS.

La route conduisant de Reims à *Nasium*, et de cette dernière ville à Toul, passait par *Fines*, maintenant Fains, où les ducs de Bar avaient un château qui a été converti en un hospice pour les aliénés, et par Void.

La route de Langres à Toul, allant à Metz, passait par *Mosa*, Meuse, village où la rivière de ce nom prend sa source, traversait Soulosse, gagnait Metz en longeant Scarpone. Elle subsiste presque entière, surtout depuis Colombey; on la désigne sous le nom de chemin des Romains.

Une voie sortant de Metz passait dans le voisinage de

Bar-le-Duc, gagnait *Nasium* et Toul ; à ce dernier point, elle joignait la route de Langres à Metz.

Une voie quittait vers Neufchâteau le grand chemin de Langres à Metz, et rejoignait à *Nasium* la route de Reims à Toul, après avoir traversé la ville de Grand.

ÉPIDÉMIES QUI ONT SÉVI DANS TOUL ET SES ENVIRONS, DONT LES HISTORIENS ONT FAIT MENTION.

Sous l'épiscopat de saint Gérard, 33ᵉ évêque, Lothaire, roi de France, profitant des troubles qui agitaient l'Allemagne durant la minorité d'Othon III., marcha sur la Lorraine en 984, dans le dessein de reprendre cette province à l'Empire. Il se rendit maître de Verdun, ensuite son armée occupa le pays leuquois, épuisa toutes les provisions. La famine fut si grande, qu'une partie de la population fut forcée de chercher sa subsistance ailleurs et émigra jusqu'en Lombardie.

L'évêque, revenant de Rome, ramena beaucoup d'habitants effrayés, leur prodigua des consolations et des secours. Le fléau sévit surtout sur la ville, les cadavres gisaient en monceaux parmi les rues.

En 1099, des pluies continuelles détruisirent toute espérance de récolte, causèrent un affreux dénûment, qui fut suivi d'une maladie contagieuse; le peuple lui donna le nom de feu sacré. En peu de jours, les bras et les jambes de ceux qui en étaient attaqués, s'enflaient, se gangrénaient, devenaient entièrement noirs.

L'année 1359 fut signalée par une maladie contagieuse, dite la peste noire, qui ravagea nos contrées ; et par un affreux tremblement de terre qui renversa un grand nombre d'édifices. Regardée comme une marque de la colère divine, elle donna naissance à la secte des Flagellants. Elle fut moins violente cependant que celle qui s'était déclarée dix ans auparavant, dans presque toute l'Europe, et qui dura plusieurs années.

En 1522, la peste étendit ses ravages dans la Lorraine et le Barrois, enleva 350 personnes en moins de deux mois dans Toul, qui comptait alors cinq mille habitants.

En 1524, des tremblements de terre jetèrent l'épouvante dans les populations. Ils furent si violents, particulièrement dans les montagnes des Vosges, que plusieurs maisons, ébranlées par les premières secousses, croulèrent et ensevelirent beaucoup de gens sous leurs ruines. Ce malheur fut suivi d'une stérilité si fâcheuse, que les pauvres, réduits à ne manger que des cadavres, mouraient en grand nombre dans la campagne. Le père Benoît Picart ajoute qu'une maladie épidémique désola tellement la ville, que le quart de la population succomba en moins de trois mois.

Dans le cours des années 1528 et 1529, la peste ou toute autre maladie contagieuse était venue de nouveau porter la désolation dans Toul; une grande partie de ses habitants s'était enfuie loin de ses murs.

En 1544, l'empereur Charles-Quint visita Toul, accompagné d'une cour nombreuse. Les armées française, allemande, espagnole, qui traversaient alors la Lorraine, y amenèrent à leur suite les épidémies et la famine. Les habitants de la ville et des campagnes ne vivaient que d'herbes et de racines.

Sous le règne de Henri III de France, dans l'intervalle

compris entre 1587 et 1589 , une maladie contagieuse des plus terribles vint fondre sur Toul et en décimer les citoyens ; la désertion fut grande parmi eux. A ce fléau se joignit le malheur de la guerre civile , les partis de la ligue et du roi amenèrent de vives dissentions.

La mémorable campagne de Russie se termina par une retraite désastreuse. L'hospice civil et l'hopital militaire, aujourd'hui caserne d'infanterie, se remplirent de fiévreux et de blessés ; on fut obligé d'improviser des lieux de secours dans les écuries de Bourgogne, derrière la Maison-Dieu , où des personnes charitables venaient les soulager et les soigner ; on choisit aussi plusieurs localités des environs. Le typhus de 1814 répandit la terreur, fit des victimes parmi plusieurs notables ; sur le clocher d'Allain-aux-Bœufs flottait un drapeau noir en signe de deuil.

Au printemps de 1834, les récoltes en fourrages des prairies de la Moselle, furent gâtées par le limon que déposa une inondation de cette rivière ; les eaux boueuses furent quelques jours stagnantes. Dans l'été le choléra envahit plusieurs communes environnantes , puis pénétra en ville. Il fit principalement des victimes parmi les infirmes., les valétudinaires , les individus attaqués de maux chroniques. Ménil-la-Tour, Domgermain, Bouvron , furent les villages où la mortalité fut plus grande, relative-vement à la population.

Le public et les historiens ont judicieusement appelé ces maladies, pestes, *(pessimum,* pire des calamités) ; mais les pathologistes leur trouveront plus d'analogie avec les fièvres pestilentielles et les typhus, qu'avec la peste d'Orient qui, en Europe et dans les villes maritimes, a toujours été d'origine étrangère, et qui, pour se déclarer spontanément, a besoin du climat du Levant. Pendant les Croisades et l'expédition d'Egypte, les troupes en furent attaquées sur les lieux, et ne la communiquèrent point à leur retour. Ils trouvent dans leur étiologie les causes ordinaires des typhus : débordement des fleuves, humidité, encombrement des populations, famine, misère, malpropreté, découragement, frayeur suscitée par des secousses terrestres. Quant au choléra asiatique de 1854, il s'était dejà montré à Pierre, Gondreville et autres endroits en 1831 ; et dans sa dernière invasion, après ses attaques en plusieurs communes, on a vu des fièvres typhoïdes lui succéder immédiatement, ainsi que la suette sans éruption miliaire.

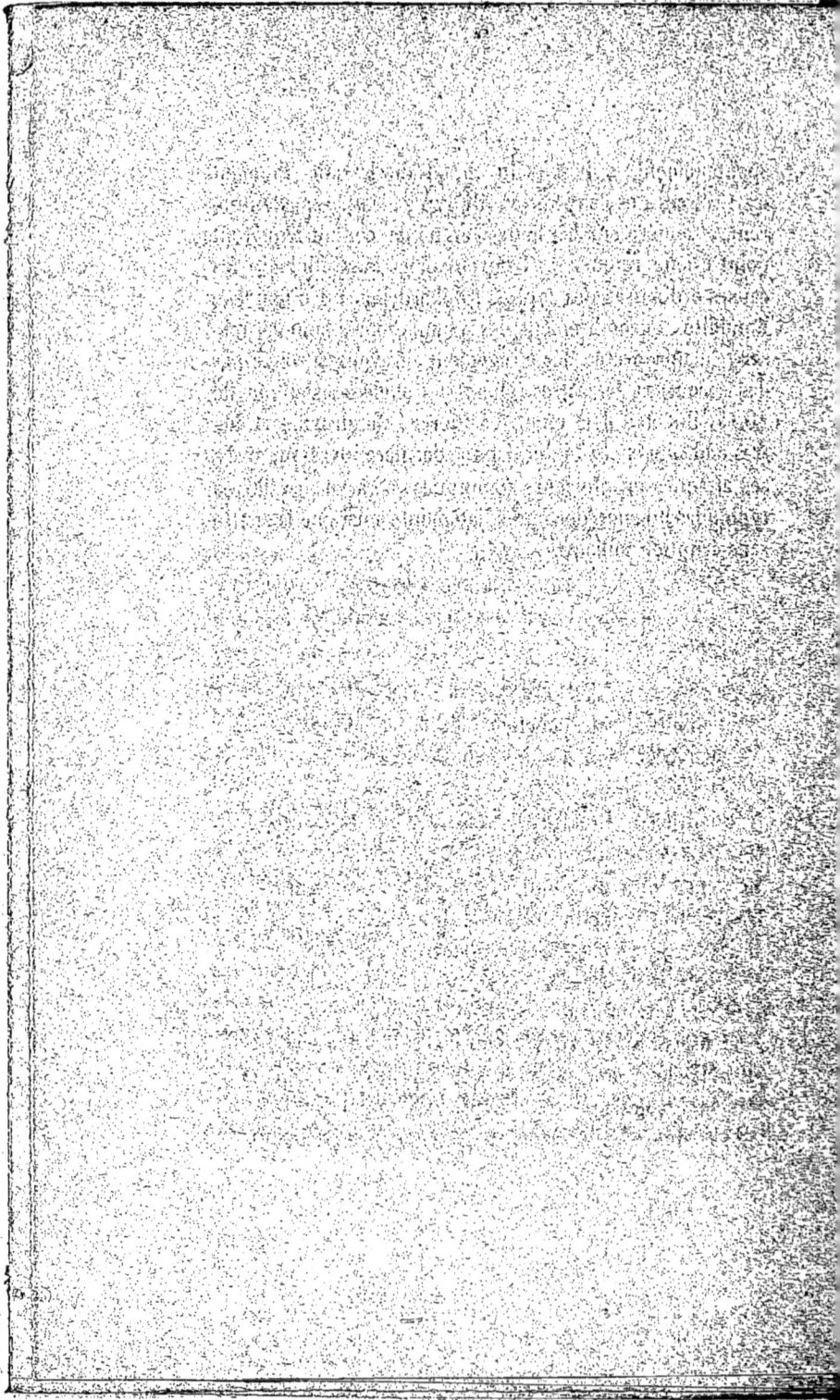

TULLUM LEUCORUM, TOUL.

Pia, prisca, fidelis :

Cette devise est conservée sur le fronton de l'hôtel-de-
ville, j'en ai fait une petite amplification pendant que j'é-
tais collégien.

Des Gaulois, des Romains, les dieux d'or et de pierre
Sont tombés, sont couchés dans la froide poussière :
Les redoutables mains qui leur jetaient l'encens,
N'ont pu les préserver de tristes traitements.
Foule muette, ingrate, ils régnaient par la crainte,
Car leur destruction n'a pas laissé de plainte.
Le genre humain, inquiet, attendait un sauveur
Qui éclairât l'esprit, qui contentât le cœur :
Il parut, proclamant une morale pure,
Des dogmes consolants d'une sainte nature.
L'erreur a commandé, assise à nos foyers,
Près des Lares heureux ; mais des cultes grossiers
On retire aisément la foi de nos ancêtres,
Passée aux descendants : respect aux dignes prêtres,
Aux pasteurs, aux vieillards, à leurs enseignements,

3

Égards envers les morts, amour de ses parents.
Nous savons qui bâtit de splendides demeures,
Des couvents, des remparts, l'âge, même les heures ;
Mais l'utile atelier, la modeste maison,
D'où vient son premier maître et sa profession ?
Pêcheur ou bûcheron, chasseur ou agronome,
De la vieille cité tel fut le premier homme.
De superbes forêts cachaient tous les terrains,
Fournissant des abris et des aliments sains.
Il défricha bientôt, il agrandit la place,
Fortifia l'enceinte, il sema la surface.
Des coteaux il tira des dalles, de la chaux,
Pour ses constructions ; puis dans les moments chauds,
La rivière et son frais l'invitaient sur ses rives,
Au repos, aux plaisirs, douces alternatives
Dont le début se perd pendant la nuit des temps ;
Sa famille suivit ses travaux importants,
D'émigrants invita les unions nombreuses.
Tiges de magistrats, souches laborieuses
Qui veillez au salut, à la prospérité,
Auxquelles le public doit sa tranquillité,
Vous gardez un dépôt des dons de la sagesse :
Exactitude sûre à remplir la promesse,
Le vif attachement aux devoirs acceptés,
Dans les affections constantes qualités.

La ville est située par 48° 40' latitude nord, et 3° 33'
longitude est, dans une vallée ayant environ 2 kilomètres
de largeur, ouverte au nord et au midi ; elle est bâtie sur
un plan incliné, compris entre la rive gauche de la Moselle et le canal de la Marne au Rhin qui coule dans ses

fossés, au-dessous du chemin de fer tracé au pied de la côte Saint-Michel qui la défend du nord.

La ville fut fortifiée trois fois. Pour résister aux attaques des Allemands, sous Valentinien Ier, en 370 environ, des murailles en pierres taillées en forme de briques, furent élevées; elles étaient renforcées par 28 tours hautes de 10 mètres : quatre portes regardaient les quatre parties du monde. Cette enceinte figurait un carré un peu long ; elle reçut le nom de château. La rue Michâtel, encore existante, partageait le *castrum* par le milieu. On voit encore quelques ruines des murailles ; elles partaient du pont Caillant, longeaient la rue du Change, passaient devant le portail de l'église Saint-Gengoult, suivaient la rue de la Petite-Boucherie, jusqu'à la place Croix-de-Fûst, descendaient la rue des Tanneurs, derrière la Cathédrale, la chapelle Saint-Waast contiguë à l'ancien palais de l'évêque Albaut, 8e prélat, maintenant à proximité de la grande poudrière, pour rejoindre le point de départ en ligne droite.

Au commencement du VIIIe siècle, on ajouta aux remparts une autre ceinture, qui embrassait le bourg de Saint-Amand, quartier extérieur renfermé entre les rues du Change, des Fèvres, de la Rousse et des Artisans ; séparé du château par une branche de l'Ingressin, et de Saint-Epvre par le ruisseau d'Isserelle.

Les paroisses de Saint-Pierre et de Notre-Dame s'établirent plus tard, aussi en dehors du château. Les aventuriers qui désolaient le pays l'an 1238, inspirèrent à Roger de Marcey, 50e évêque, le projet de faire embrasser aux fortifications, avec le château, les trois paroisses Saint-Amand, Saint-Pierre et Notre-Dame. Il sollicita et

obtint l'autorisation de l'empereur Frédéric II. On démo-
lit la plus grande partie des murs romains qui fournirent
beaucoup de médailles, de statues, de bas-reliefs. Les
nouveaux comprirent les quartiers contigus à la cité, au
nord et à l'ouest; aux rues des Fèvres et de la Rousse,
midi; de-là s'étendant jusqu'à la Maison-Dieu, la porte
de Metz et l'hôtel-de-ville.

Louis XIV fit construire les remparts actuels sur les
plans de Vauban, en 1700; réunit le château, la ville du
moyen-âge et de nouvelles constructions. Neuf bastions
la défendent; on les a réparés; on a, depuis le siége de
1814, ajouté des ouvrages extérieurs et intérieurs en
terre. Trois portes donnent entrée dans la ville, traçant
entre elles un triangle. Les remparts servaient de promenade garnie d'arbres, l'escarpe présente un beau gazon;
l'inégalité du chemin couvert et ses traverses la rendent
aujourd'hui moins commode.

Les faubourgs Saint-Epvre et Saint-Mansuy ne com-
mencèrent à exister que dans le cours des V° et VI° siècles, après la vie des prélats dont ils portent le nom.
A 1 kilomètre de Saint-Mansuy, dans les prairies dites
de la Champagne, Théodebert II, roi d'Austrasie, fut
attaqué par son frère Thierry II, roi de Bourgogne, et
perdit une sanglante bataille en 611.

POPULATION.

Le nombre des habitants de la ville et de la banlieue a
varié entre 5000, 7000 et 8000; il s'est maintenu, en
moyenne, entre 6000 et 7000; depuis quelque temps des
émigrations le font baisser; mais les nouvelles construc-

tions de la gare pourront le relever. L'espace embrassé par l'enceinte suffirait à 10,000 ames, si une distribution arbitraire était possible : certains quartiers sont encombrés, d'autres, presque déserts.

Considérée dans la généralité de la population, la taille est moyenne, bien proportionnée; la constitution est robuste; le tempérament commun est le sanguin bilieux, et le sanguin lymphatique; la couleur des yeux, des cheveux de la barbe est le châtain. La beauté chez les femmes n'est pas rare, le coloris du visage est remarquable, les extrémités sont correctes pour les mains et les pieds, l'embonpoint est médiocre. M. Leclerc dit des Toulois : « leur caractère porte l'empreinte de la gaîté; ils sont actifs, sensibles, vifs et irritables, affables envers les étrangers. » Ils sont laborieux, économes, fidèles en amitié; ils comprennent bien les exploitations de l'agriculture, ils réussissent dans l'art militaire, les sciences, les arts industriels; ils aiment les exercices corporels, la pêche, la chasse.

HABITATIONS, RUES, PROMENADES.

Semblable à toutes les vieilles cités, Toul est sillonnée de rues sinueuses, étroites, coupées par des impasses; le défaut de largeur est remarquable pour les rues de la Monnaie, des Tanneurs, la rue Sonaire longeant le séminaire..... Elles sont tenues proprement; le lavage serait plus facile, si la prise d'eau de l'Ingressin qui entre en ville par le point le plus élevé, qui la traverse en deux branches, de l'est à l'ouest, recevant les égoûts, coulait à découvert, divisée en petits canaux d'irrigation dont

on pourrait vendre des filets à des particuliers. La prévoyance de l'édilité a fait abattre les angles de plusieurs
maisons gênant le passage des voitures ; quelques autres
subiront probablement le même sort. Elle commence à
changer le dur système du pavage en cailloux, redouté
des personnes qui fatiguent et font usage de légères chaussures, exposées par là aux cors et durillons, rendant la
marche moins ferme ; elle le remplace par des moëllons
piqués, multiplie les trottoirs avantageux aux piétons. On
apprécie cette amélioration sur la place du marché, à laquelle il ne manque maintenant que plus d'étendue et des
abris, en raison des marchés qui tendent à devenir de petites foires. Sur une demande on obtient la permission de
réparer les murs touchant aux rues ; si la défense d'y
toucher eut été maintenue, ils auraient fini par ressembler à des masures. Le seul moyen d'aligner les rues, serait celui usité dans les grandes cités : jalonnement,
achat de bâtiments, vente du terrain superflu. L'étroitesse des rues, contraire à l'aération et à l'insolation, est
compensée par le peu de hauteur des maisons et des murs
de clôture. Les rues commerçantes ont des façades appro-
priées à l'étalage des magasins et des marques de la profession ; ce sont celles qui indiquent le plus d'animation.
Çà et là, dans les quartiers de la place Dauphine, de la
Cathédrale, de la salle de spectacle, on trouve des maisons présentant dans l'ordre de structure, une cour d'entrée, le corps-de-logis, jardin derrière ou sur le côté.
C'est la disposition de celles ayant servi à des membres
du chapitre ; elle était favorable à la vie tranquille, contem-
plative des religieux. Elles sont garanties de l'humidité et
des émanations de la terre par des caves creusées sous le

rez-de-chaussée; les portes et les fenêtres sont nombreuses, suffisantes à l'introduction de la lumière et à la ventilation; la maçonnerie en est solide, les propriétaires ont peu à redouter l'incendie et l'écroulement.

Parmi les monastères tombés dans le domaine civil et de l'État, l'un, vaste et salubre, est destiné au collége; un autre, à la gendarmerie et aux prisons; un troisième, à la salle de spectacle; le collége Saint-Claude, fondé par l'évêque Drouas, sert aux bureaux du génie; l'ancien évêché, maintenant hôtel-de-ville, est dans son genre d'architecture aussi remarquable que la basilique à laquelle il touche. Les débris des abbayes de Saint-Epvre et de Saint-Mansuy, avec les logements principaux, celliers, dépendances destinées à la conservation des récoltes, les parterres, potagers, vergers, fontaines d'arrosements, démontrent que les bénédictins avaient des connaissances pratiques en dessin, en agriculture, en architecture, et savaient joindre l'utile à l'agréable. On s'est occupé dans ces derniers temps d'améliorer la salubrité des hospices et des prisons. L'abattoir, construit sur une branche de l'Ingressin, à son entrée en ville, serait mieux placé vers sa sortie; son cours ne serait point rougi, n'entraînerait pas de dépouilles animales. La construction des nouvelles écuries pour la cavalerie est citée comme modèle de propreté et d'élégance; la caserne à double voûte occupée par la manutention, est un local approprié à ce genre d'usine, l'incendie y est impossible.

La belle chaussée du Grand-Pont à Dommartin, avec ses larges trottoirs, est délaissée des promeneurs; dans plusieurs saisons elle est battue par de grands vents piquants, dont l'humidité s'explique par le voisinage de la rivière. L'avenue de la porte de France à la gare est l'artère principale de la circulation : une ouverture faite aux remparts, de ce côté, déciderait une belle esplanade propice à des quais et à des constructions qui pourraient un jour rejoindre celles de la gare, faubourg futur qui sera le plus salubre ; l'humidité est la condition qui incommodera la ville. Le vallon de l'Ingressin et le bassin du canal, au niveau de sa partie culminante, chargent l'air de vapeurs s'élevant pendant la chaleur du jour, se condensant, s'abaissant pendant la nuit ; des vents peuvent encore les réunir à celles que fournissent la Moselle et les mortes qu'elle a formées. Le génie militaire a créé des chemins de ronde réguliers ; désireux de plaire aux habitants, autant que ses réglements le permettent, il s'est entendu avec l'administration municipale pour l'établissement de plusieurs promenades ; il a garni ses chemins couverts de plantations qui, de loin, imitent une forêt circulaire. Ces arbres contribuent à l'assainissement ; si l'élagage empêche le trop d'ombre, ils absorbent les émanations marécageuses des fossés, s'alimentent de l'acide carbonique de l'air et, aux rayons du soleil, leurs parties vertes dégagent de l'oxigène. Le beau campanille de l'hôtel-de-ville, d'où l'on jouissait d'une perspective agréable, a été remplacé par un dôme gigantesque en ardoises. Deux points propices au paysage sont le coteau du bois de Dommartin d'où l'on découvre, le matin, la ville et ses alentours ; et celui de la Fayencerie, quand le soir le soleil d'été éclaire de ses rayons les vitrages du portail de la cathédrale et les casernes.

ALIMENTATION, VÊTEMENTS, CHAUFFAGE.

La fertilité du pays facilite le choix des aliments ; il fournit abondamment du vin, des céréales, des légumes, des fruits, du gibier, du poisson. Mais l'importance du bétail n'est pas assez appréciée, quand les pâturages sont assez étendus pour des troupeaux plus nombreux. Une nourriture substantielle répare convenablement les forces des ouvriers occupés aux travaux pénibles, à l'époque de bêcher la vigne, de labourer la terre. Henri IV souhaitait que chaque Français pût manger une poule au riz le dimanche ; le médecin désire pour l'ouvrier, le filet de bœuf plusieurs fois par semaine. Le pain de ménage soutient mieux que celui de la boulangerie, contenant plus d'eau, plus d'air ; mais les accidents de la fabrication entre des mains non suffisamment exercées, l'exposent à être lourd, mal lié, peu cuit, indigeste. Le pain blanc échauffe certaines personnes, le mi-blanc, contenant plus de gluten, nourrit davantage. La boisson populaire est l'eau rougie, le petit vin et le vin pur ; elle est préférable au cidre, au poiré ; la bière est plus nourrissante et convient aux personnes maigres, épuisées, dans les temps chauds. Le vin du pays n'est dépouillé, paré, potable, qu'après trois ou quatre ans ; trop nouveau, il offre de l'âpreté, dessèche, tiraille l'estomac ; celui qui prend l'acidité est plus dangereux que celui qui contracte la saveur du moisi, de l'absint.

La Lorraine est un pays froid, les vêtements en laine garantissent plus de l'intempérie du climat que ceux façonnés en toile ou en coton. La mode a des caprices que

l'on ne peut critiquer qu'autant qu'ils sont nuisibles; ils
le deviennent quand elle confectionne des habits trop
étroits ou trop larges, s'ils compriment les régions du
corps, gênent le développement, arrêtent la circulation
des fluides; ou si laissant des vides entre eux et les tégu-
ments, ils donnent entrée au froid et à l'humidité. Des
médecins, en blâmant vertement l'usage du corset, s'a-
dressaient indirectement au désir imprudent d'étrangler
la taille, à la prétention de rendre svelte un abdomen
gros et rondelet; ils n'ont point nié qu'il donnait de la
grace au costume; l'orthopédie calcule la tournure et la
composition de plusieurs genres de corsets pour redresser
le corps des enfants. Les manches des habits d'homme
deviennent amples, on garnit les bras d'un dessous fixé
au gilet; les robes des dames vont s'élargissant comme
une cloche, elles portent à volonté un caleçon ou un pan-
talon. Des personnes délicates, sujettes aux rhumes, se
louent de l'emploi d'un gilet en finette, avec ou sans
manches, s'appliquant immédiatement sur la peau; la
laine imprégnée de la transpiration ne se refroidit pas, ne
se colle point sur le corps, comme la toile ou le lin. Il est
un vêtement connu de nos ayeux, commode à ceux qui,
par état, parcourent les vignes plantées d'échalas, les fu-
taies et taillis, c'est la blouse; elle procure une grande
liberté de mouvements; on en fait maintenant en caoutchouc pour se garer de la pluie. Nous dirons de la chaussure ce qui s'applique aux habits, l'habitude ne rend supportables les défauts de confection que dans une certaine mesure : la pointe du soulier, trop étroite, croise les
doigts du pied; le soulier trop large, avec de hauts ta-
lons, fait vaciller la marche.

On modifie journellement ces larges cheminées dans lesquelles on plaçait le bois dans sa longueur ; le foyer égayait la veillée, les chaussures se ressuyaient aisément dans les journées de neige et de glace. Elles avaient l'inconvénient d'entraîner et de perdre une partie de la chaleur, de la projeter à une faible distance ; on avait chaud aux pieds, froid au dos. Les cheminées actuelles sont construites de manière à bien rayonner, en usant moins de combustible ; celles dites mobiles offrent l'avantage d'être placées au milieu d'un appartement, de permettre aux assistants de se chauffer en cercle. Les bons combustibles, les bois de charme, de hêtre, d'orme, deviennent rares et coûteux. Les habitants, pour compenser la diminution du produit des coupes, suite des défrichements, ont soin de garnir leurs propriétés de saules, d'acacias, végétaux poussant rapidement. On met maintenant en usage, pour les grandes salles et les usines, la houille et le coke ; les foyers qu'ils entretiennent sont ardents, se maintiennent longtemps. La chaleur fournie par les poêles rend la tête lourde, engourdit, convient peu au travail de l'esprit. L'art du fumiste vient à bout d'empêcher les cheminées de répandre dans les appartements la fumée qui, à l'exception de celle du bois, répand des odeurs sulfureuses, d'huile empyreumatique.

> Des coups de cognée assourdissent,
>   Le sol est ébranlé ;
> Les échos des coteaux gémissent
>   Du trouble suscité.
> La forêt devra disparaître
>   D'après l'ordre venu.

Arbres précieux , chêne , hêtre ,
 Orme ; charme touffu ,
Volent en éclats dessus l'herbe ,
 Teinte de leurs couleurs.
L'arbre grand , la tige superbe ,
 Éprouvent les fureurs
Des dents mordantes de la scie ;
 Divisés par tronçons ,
Sont réservés à l'industrie ,
 Aux parquets des salons ,
Aux meubles de forme élégante ;
 Taillés en leur entier,
Ils font les vaisseaux , la charpente ;
 Le rebut au foyer
Va droit. Au printemps , de ces souches
 Qu'épargnera le fer,
Sur les bords renaîtront par couches
 Au feuillage vif, vert ,
Des sujets de semblable espèce.
 Ils viendront sur les rangs
Des vieux dont l'existence cesse ;
 Puis dans vingt ou trente ans ,
L'hiver leur garde un pareil compte.
 L'outil du boquillon
Est la faulx du Temps , moins prompte
 A l'exploitation.
La diriger avec mesure
 Est sage ; la laisser
Aux vers et à la pourriture ,
 A tort c'est se priver.

DE L'AIR.

Climat, *clima*, κλίμα.

La terre, en opérant sa révolution annuelle autour du soleil, ayant son axe constamment incliné de 23° 27' 50", au plan de l'écliptique, présente à cet astre des points différents de sa latitude. Il en résulte plus ou moins de chaleur et de lumière, certains états, des changements de l'atmosphère, dont les périodes rapportées aux moments des semailles et des récoltes, ont pris le nom de saisons.

Les qualités de l'air entrent pour une part dans les conditions qui maintiennent le tempérament des peuples divers, qui préparent les dispositions acquises et celles qui favorisent des genres de maladies. Ces qualités principales sont la chaude humide, la froide humide; la chaude sèche, la froide sèche. Nous les nommons températures en les appréciant par les impressions qu'elles font sur les organes du corps; elles sont déterminées par les proportions de calorique et d'eau qui se trouvent dans l'atmosphère dont nous instruisent les instruments de physique.

Quelle que soit la multiplicité des changements qu'éprouve l'atmosphère, dans une journée, un mois, une année, il est un état qui ressort de ces variations, pour dominer, qui caractérise ces périodes : on remarque une journée pluvieuse, un mois de sécheresse, une année chaude. En mettant en rapport ce caractère avec les maladies régnantes, on établit la constitution médicale. Elle se sépare facilement des variations accidentelles, par la prolongation limitée de son influence sur le corps vivant : à une saison chaude succède une saison froide, dans les premiers moments on se ressent encore de l'action du temps antérieur. Puis en comparant pendant un nombre d'années, les printemps aux printemps, les hivers aux étés, les années aux années, on arrive à des calculs de probabilité sur le retour possible de certaines températures et de diverses maladies. La variole, la rougeole, la scarlatine, n'ont point régné depuis longtemps, on peut craindre leur retour inopiné : plusieurs récoltes mauvaises se sont succédé, on est autorisé à l'attente d'une bonne ou de plusieurs médiocres.

Dans nos contrées, les époques de l'arrivée des saisons s'écartent peu des termes fixés : l'équinoxe du 21 mars annonce le printemps; l'été dure du 22 juin, solstice des plus longs jours, au 22 de septembre, équinoxe d'automne; l'hiver arrive le 22 de décembre, instant du solstice. Les jours chauds se succèdent de la mi-mai à la mi-août; c'est la durée du séjour que font les hirondelles à ailes en arc, nichant sur les édifices élevés, et nommées martinets. Dans le commencement du mois d'août, la chaleur monte à son maximum pour l'année, quoique la durée de la journée ait déjà diminué; mais la terre et

l'air sont échauffés par la température antérieure, et dans
l'après-midi l'atmosphère s'embrase aux rayons du soleil.
Nous avons deux mois rigoureux depuis la moitié de décembre à la moitié de février ; le printemps et l'automne
ont des jours qui se ressemblent par un temps serein , des
brouillards, des gelées. En Lorraine , les saisons offrent
beaucoup de variations et d'inconstance : en janvier survient parfois une douce température, un dégel; en été, il
suffit d'un orage pour la refroidir pendant plusieurs jours.
Ces mutations sont assez fréquentes et leur transition est
brusque ; les périodes de sécheresse, de pluie , de beau
temps , durent parfois de deux à trois semaines.

MÉTÉOROLOGIE.

On nomme météores les phénomènes qui se passent
dans l'atmosphère. L'automne est ordinairement beau, les
pluies abondantes tombent fin de novembre et en décembre ; fin de février et en mars ; elles s'accompagnent de
bourrasques, de coups de vent venant du sud et du sud-
ouest; elles peuvent durer 8 , 12, 15 jours , avec de rares
interruptions.

Les gelées les plus dangereuses à la végétation sont
celles qui se déclarent quand les bourgeons des arbres
fruitiers et de la vigne sont déjà épanouis : alors les pous-
ses tendres sont flétries , la sève est arrêtée dans sa circulation , beaucoup de rameaux se dessèchent ; ces ravages ont lieu surtout sur les pêchers, abricotiers, aman-
diers, arbres délicats. Ces gelées sont à craindre dans la
lune d'avril, dite lune rousse, et dans les premiers jours
de mai; j'ai vu les vignes geler le 4, le 6, le 10 de ce mois.

on les appelle gelées blanches, quand elles surviennent
par un temps sec et dans les matinées où le soleil se montre. Celles qui se déclarent avec l'humidité de l'air ou de
la terre, sont bien plus redoutables. En automne, elles
ne sont à craindre que si elles apparaissent avant la fin de
septembre, la récolte des vignes étant tardive. Ces gelées
blanches, le lendemain, le surlendemain de leur venue,
sont suivies ordinairement de brouillards, de brumes, de
pluies; on dit alors qu'elles tombent.

Les plus grandes chaleurs de l'été, à ma connaissance, élèvent le thermomètre à 28 et 33 degrés centigrades, à l'ombre, à midi; la chaleur moyenne varie de
15° à 25°. Au mois de janvier 1829, un froid exceptionnel fit descendre le thermomètre à 20 et 21° au-dessous
de zéro; les froids ordinaires marquent 6 à 10 degrés. Ils
s'accompagnent de sécheresse ou d'humidité; dans cette
dernière condition, on donne au froid l'épithète de noir,
son influence est plus insupportable. La chaleur avec sécheresse ou humidité est fréquente en été, au temps des
bains de rivière; le froid avec sécheresse, avec humidité,
se montre en novembre et février. L'humidité est plus
grande dans les maisons qu'à l'extérieur, quand après des
gelées assez fortes, le thermomètre remonte à zéro; la
fraicheur des murs s'évapore; bien des personnes disent
alors que le froid rentre. Les pierres salpêtrées des murs
et des pavés sont des hygromètres naturels; sèches ou
mouillées, elles présagent le temps prochain. Chez certaines personnes, les ongles se cassent par un temps
sec; les cheveux sont plus souples pendant un jour pluvieux.

Les brouillards sont plus fréquents depuis le creuse-

ment des bassins du canal de la Marne au Rhin; ils se
montrent volontiers au printemps et en automne; on pré-
voit facilement leur arrivée : le soir, les vapeurs conden-
sées couvrent les bords de la Moselle et de l'Ingressin; le
matin, la chaleur et le soleil les font monter. Ils sont le
plus incommodes aux poitrines délicates, aux asthmatiques, aux individus atteints de névralgies.

Par un beau temps, en traversant les prairies et les jardins, de bonne heure, les pieds sont mouillés par l'humidité, on la voit perler sur les feuilles. Cette ondée est
une sécrétion, une transpiration des végétaux, mêlée aux
gouttelettes de la rosée, vapeur qui se prépare au lever
du soleil, ou à celles du serein, vapeur que la fraicheur
de la nuit précipite.

La constitution des années est inconstante comme celle
des saisons; l'hiver de 1863 n'a point amené de neige,
de frimats, de givre. Les cultivateurs désirent la neige en
hiver, surtout au commencement de mars; elle protége
les semailles contre l'action des vents impétueux qui dé-
couvrent les racines. Le givre et le verglas inspirent l'effroi aux jardiniers et aux vignerons; les rameaux sont hu-
mectés par une pluie fine qui se congèle, durcit, détruit
les bourgeons, l'espérance des récoltes.

Les orages les plus terribles éclatent de juin à septembre; ils suivent volontiers la direction prise par les premiers; pour la plupart ils sont divisés par la chaine des
côtes de Foug, d'Écrouves, de Choloy. Ils tournent alors,
et beaucoup attirés par les vastes forêts de Pierre, de Mar-
ron, tombent en ces lieux. Il est rare qu'un été se passe
sans que des contrées subissent les ravages de la grêle;
elle est quelquefois assez forte, assez abondante, pour

hacher des vignes et des champs. Une sage prévoyance a institué des compagnies d'assurance. On a proposé de placer dans les terrains des pointes et des conducteurs en fer, comme moyens préservatifs. J'ai le plus souvent entendu, quelques instants avant la chûte de la grêle, des détonations électriques. On a imaginé contre la gelée des vignes, des couverts, des cornets de papier huilé, des abris en toile, en paille, la fumée de combustibles mouillés..... Celui qui trouverait un procédé sûr, commode, d'un prix au-dessous de la perte qu'on peut encourir, rendrait un vrai service à son pays.

L'air est pur dans la banlieue de Toul, oxygéné suffisamment; la longévité de beaucoup de personnes est un eudiomètre qui l'indique. La vallée ouverte au midi et au nord, protégée à l'ouest par la côte Saint-Michel, sur laquelle le fluide aérien est frais et vif, même en été, assez élevée pour rompre des courants et des nuages, est disposée favorablement à l'agitation de ce fluide, à son renouvellement. Cette agitation entraine, dissipe les émanations qu'exhalent les flaques et les mortes laissées par le changement de lit de la Moselle, et opère le desséchement de la plaine abreuvée par ses débordements.

Les vents dominant par leur fréquence sont : 1° ceux du sud-ouest; 2° ceux du nord-ouest, on les appelle vents des Ardennes; suivant un proverbe, ils n'ont jamais fait de bien à la Lorraine; ils refroidissent l'atmosphère, amènent des nuages de neige et de grésil; 3° ceux du sud ou des Vosges; ils sont froids au printemps, en passant sur ces montagnes couvertes de neiges; 4° ceux de l'est règnent dans les temps de belles gelées, par un ciel clair, un air pur et vif; 5° ceux du nord entrainent parfois ra-

pidement des nuages mélangés de taches grises et noires,
chargées de neige et de frimats. Les plus grands coups de
vent se déclarent avec les vents du sud-ouest et du nord-
ouest; quelquefois les arbres déracinés, les toitures sou-
levées, les cheminées enlevées; doivent avoir pour agents
des trombes sèches, tourbillons décidés par des vents violents contraires, composant des cônes mobiles, dans la
cavité desquels les objets sont attirés par le vide, s'élèvent
comme dans une hélice, retombent ailleurs subitement.
Des inondations locales changeant des ruisseaux en torrents, s'expliquent facilement par des trombes aspirant
des masses d'eau qu'elles laissent ensuite se précipiter. A
la tombée de la nuit, après une journée chaude, des régions du ciel sont éclairées, sans bruit, par des lumières
électriques; on les désigne sous le nom d'éclairs de chaleur; si elles étaient continues, on les prendrait pour des
aurores boréales. Des personnes délicates et nerveuses
sont fort incommodées par les orages; il en est qui se ca-
chent dans l'obscurité, ne pouvant surmonter leur effroi.
La foudre fait des victimes de temps en temps; un moyen
de rassurer ces personnes, est de leur démontrer, comme
nous le ferons, que dans bien des circonstances la mort a
été le résultat d'imprudences.

Ce fluide subtil qui partout m'environne,
Me pénètre, m'anime, est-il à ma personne?
C'est un bien de la terre, un manteau protecteur
Tour-à-tour absorbant, lui rendant sa chaleur,
L'eau, les vapeurs, le froid et la vive lumière.
Cet échange incessant, au sein de la matière,
De divers éléments, prouve de grands desseins

Dans les combinaisons des agents surhumains :
Reposer, exciter, alimenter chaque être,
Varier son état sitôt qu'il vient de naître.
Sur les pics élevés, dans les déserts de l'air
Qu'on supposait jadis occupés par l'éther,
Plus de productions, des glaces éternelles,
Le frisson, le tourment d'impressions rebelles
Et le trépas. L'air pur, de principes constants
Est un mixte gazeux obtenu des savants ;
Qui pris isolément compromettent la vie.
L'acide carbonique assoupit, asphyxie ;
Bien que spécifiant l'organisation,
L'azote met obstacle à la nutrition ;
Le moyen terme seul, le brûlant oxigène
Dans l'artère rougit le sang noir de la veine,
Renouvelle, entretient la circulante chair,
Qui par divers emplois s'épaissit et se perd.
Le calorique ou feu, le fluide électrique,
Changent les qualités de l'air atmosphérique.
Il peut être altéré par diverses vapeurs
Sortant des animaux, des végétaux, des fleurs,
Des corps putréfiés, attaquant la poitrine,
Le système nerveux, conduisant à leur ruine.
Acceptez notre éloge, hommes grands, généreux,
Qui par des procédés, des travaux précieux,
Apprenez à briser, détourner la puissance
D'invisibles agents menaçant l'existence ;
Démontrez à l'esprit des effets naturels,
Autrefois entachés de préjugés cruels.
La comète n'est plus l'annonce de la guerre ;
L'éclipse, le signal d'une saison meurtrière.

L'ouvrier parcourant les rives d'un marais,
La nuit redoute peu feux follets et soutraits ;
Il sait que gaz légers, de carbone, phosphore,
Électrisés, créés de poissons que dévore
La mort, ils glisseront dans le courant des pas.
L'adroit artificier, calculant les éclats
De la fusée, expose une étoile tombante.
Pour certain phénomène, à remarque, ou présenté
Un présage assuré ou probable du moins.
Iris ou l'arc-en-ciel se traçant avec soins
Opposée au soleil, dans le sombre nuage,
Laisse espérer dans peu la fin d'un dur orage;
Le rouge et pâle Halo, circulaire appareil
Obscurcissant le soir la lune ou le soleil,
A sa suite entraîne un lendemain de pluie,
De brouillard, de frimats, encor d'intempérie.

Les comètes les plus belles que j'ai vues sont celle de
1811, elle brillait au-dessus de la tête, au zénith; la
récolte en vin fut peu abondante, mais excellente et hâ-
tive ; et celle de 1858, plus étendue, moins lumineuse,
s'avançant dans la direction du nord-ouest.

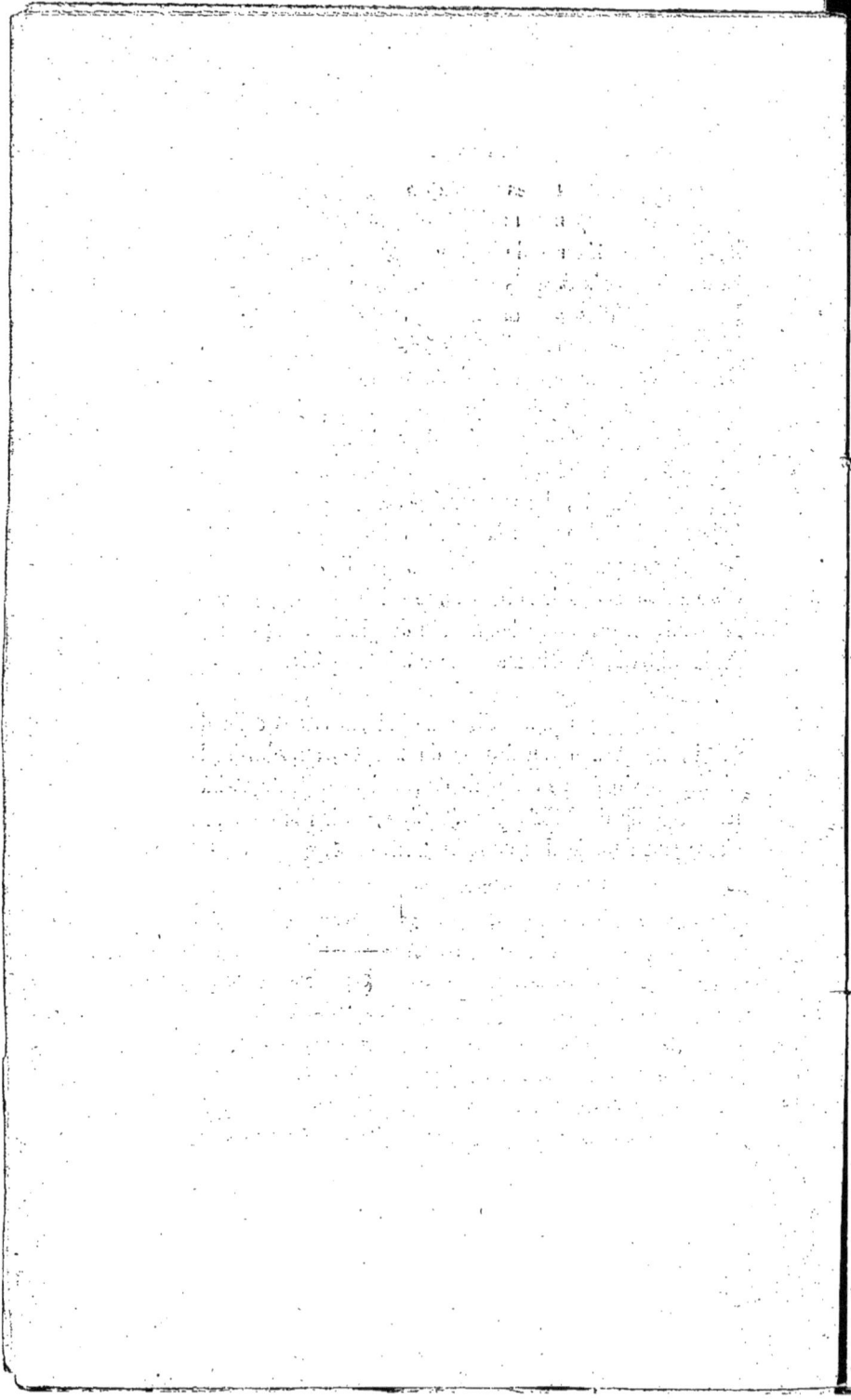

LES EAUX.

—

Hydrologie, ὕδωρ *eau*, λόγος *discours*.

L'eau potable la meilleure est limpide, aérée, fraîche, inodore, pure ou exempte de sels calcaires, de débris végétaux et animaux.

Dans plusieurs grandes villes, les eaux de fontaines ou de ruisseaux sont amenées par des aqueducs couverts, ayant des ouvertures latérales. Les sources des alentours ne sont pas assez abondantes, sont trop distantes pour avoir un conduit commun. Celles de l'Ingressin qui sourdent entre Lay-Saint-Remy et Pagny-sur-Meuse, sont fraîches et limpides, mais le ruisseau coule dans un terrain marneux, tourbeux; son cours se trouble aisément après les pluies et les orages. Le lit de la Moselle est formé de cailloux et de sables, provenant de fragments de roches et de grès des Vosges, détachés, rapetissés, arrondis par le frottement, dans le mouvement d'écoulement; son eau doit contenir des particules de silice en suspension, elle serait lourde et réfractaire pour l'estomac. Il faudrait des filtres de charbon et de sable, bien disposés, pour la rendre, ainsi que celle de l'Ingressin, propre aux usages domestiques.

La localité n'a pas besoin de canalisation ni de ces dépurations artificielles; les côtes Saint-Michel, Barine et les côteaux, lui envoient des filets suffisant aux besoins des ménages et à la consommation; ils blanchissent et jaunissent légèrement, mais pour quelques moments, après les orages et les grandes pluies. La fontaine de la casemate de la porte de France a le mérite de n'être point troublée après la fonte des neiges et les mauvais temps; nous la conseillons pour l'emploi des tisanes et pour la boisson des malades dans ces circonstances.

L'eau des fontaines de Toul laisse peu à désirer sous le rapport de l'imprégnation de l'air et de la composition. Pour la première condition, on peut ménager dans les réservoirs, rendus assez grands, plusieurs petites cascades; ou en faisant tomber en pluie sur une cuvette, au moyen d'un pommeau criblé, celle qui s'échappe des tuyaux de décharge. Pour la seconde, on enlève l'excédant des carbonates calcaires, au moyen d'un peu de carbonate de soude ou de potasse qui les précipite, et que l'on abandonne. Les châteaux-d'eau, faisant l'ornement des places, opèrent l'aération, mais exigent des affluents assez considérables, partant d'un lieu élevé, de manière que la colonne s'échappant en gerbe du tube, retombe dans un bassin où des orifices en font la distribution. Ils ont le défaut d'exposer l'eau à la poussière et aux particules étrangères que l'air emporte.

Un pharmacien de Toul, membre de plusieurs sociétés savantes, après avoir comparé plusieurs analyses à celles de M. Braconnot, juge par analogie la composition suivante des eaux de nos fontaines qui doivent ressembler à celles sortant de l'étage oolithique inférieur : carbonate de chaux en plus grande proportion, en moindre du sulfate de chaux ; puis des chlorhydrates de potasse et de chaux, des traces de nitrate d'ammoniaque, de silice, de magnésie, de matière organique.

Le nombre des fontaines est presque suffisant, il sera peut-être encore augmenté; cette amélioration a fait abandonner plusieurs puits, user de ceux qui restent pour les lavages seulement; avec le savon ces lavages décident des grumeaux, le liquide durcit les légumes à la cuisson. Ils donnent pour la plupart, par litre, un résidu salin de 25 centigrammes à un gramme, appartenant aux genres carbonate, sulfate et chlorure, surtout à la chaux et à la magnésie; il renferme aussi des matières organiques, particulièrement du nitrate de potasse.

La fontaine des environs la plus abondante est celle de la Rochotte, elle meut à son origine un moulin à deux tournants. Le barrage du ruisseau des Bouvades qui s'engouffre et se perd, que l'on prétend l'alimenter, déciderait dans cette conjecture; mais il est à sec pendant l'été et la fontaine coule. Les sources du Val-des-Nonnes chargent d'incrustations les objets qu'on y place. L'acide carbonique se dégage au contact de l'air, par une diminution de pression, il en résulte une sorte de tuf. Dans les trous de Sainte-Reine, l'eau transsudant par les fentes de la roche, forme des stalactites grisâtres. Une source près du moulin d'Écrouves a été culbutée par le canal de la Marne au Rhin; un léger dépôt ocreux provenant de la terre environnante la faisait passer pour ferrugineuse. Les mortes de Fontenoy et de Gondreville fournissaient au-

trefois des sangsues de bonne espèce, des besoins journaliers les ont dépeuplées. L'industrie particulière pourrait
prévenir la rareté et la cherté de ces annélides, en laissant
reposer, se reproduire, celles qui ont déjà servi, dans des
noues à l'abri des inondations ; leurs revenus seraient
doublés.

Toul possède, à l'intérieur, deux établissements de
bains, tenus avec soins et propreté, pourvus de cabi-
nets pour les bains composés et les douches. On peut y
faire chauffer de l'eau de la rivière, plus douce, plus onc-
tueuse, dans les beaux jours, que celle de puits. En aval
du Grand-Pont, est établie une école de natation, avec
des appareils de sauvetage et de secours pour les asphyxiés ; une autre est placée en amont du pont. Des personnes regrettent que la ville soit privée de lavoirs publics et de bains clos, sur la rivière, pour les femmes.

Près de Bussang, bourg paisible des Vosges,
  Pays des pins, de la truite, des sauges,
  Des merisiers, la nature a creusé
  Dans un rocher, formant le fond serré
  D'un court vallon, une grotte élégante.
  De ses parois la structure savante
  A combiné le fer, le cuivre, l'or,
  Au marbre blanc, au granit, au fluor.
  A son pourtour, mille pertuis tamisent
  Une eau limpide, en filets la conduisent
  Au réservoir émaillé de cristal,
  A son entrée enfermant le local ;
  Se déversant en nappe transparente,
  Parmi les joncs, les mousses, l'amaranthe.

La Naïade occupant ce séjour
Est la Moselle, insensible à l'amour,
Jeune, jolie. Un voile à son épaule
Est retenu par des tresses de saule;
Une couronne en roseaux déliés,
Orne de vert ses cheveux argentés;
Aux bras, aux mains, de rares coquillages
Offrent aux yeux d'agréables images;
Simple parure, et pudique maintien.
Elle reçoit, dans un sage soutien,
Le sûr concours des sources ses voisines,
Sait allier leurs qualités bénignes;
Diminuer la fougue des torrents,
Par des tributs sur eux levés à temps :
Devient rivière importante, rapide;
Là téméraire, ici calme, timide.
Mais son courroux est toujours passager,
Son équité vient nous indemniser.
Pour être utile elle se ramifie,
Baigne un îlot, arrose la prairie;
Soudain s'amasse en un vaste bassin,
En un courant serpentant incertain.
En cent endroits, à bord elle dépose
Un sable fin, le reprend, en dispose;
Pendant sa crue, elle entraîne un limon,
Engrais des champs laissés à l'abandon,
Avec le temps redevenant fertiles.
Le commerçant lui livre ses flottilles,
L'usine est mue avec fidélité.
Par le partage, à la société
La bienfaisance ainsi sert la justesse;

Scrute, s'instruit avec délicatesse
De l'avenir, de l'état de chacun ;
Entr'ouvre au riche un conseil opportun,
Donne à la gêne un appui favorable,
A la misère, une épargne louable.
Ces procédés prouvent sa mission,
Faire agréer la compensation,
Sauver le corps, l'esprit de la souffrance,
C'est imiter en soins la Providence.

LES LIEUX.

—

Géologie, γη *terre*, λογος *discours*.

L'écorce du globe n'est point assez accidentée à la place que nous habitons pour nous instruire des grandes révolutions qu'il a éprouvées de la part des éléments, du feu, des eaux, des fluides gazeux. C'est à de plus grandes distances, que des montagnes élevées, à versants déchirés, à pic, que des grottes spacieuses, des volcans vomissant des laves, des puits artésiens, les perforations dans les salines, mettent au jour les matériaux des couches profondes. Elles viennent quelquefois avec celles de transition surgir à la surface, dépasser celles de débris, de transport qui les recouvrent plus ou moins. Mais les travaux de l'agriculture, les percées, les excavations, les fondations des ponts nécessaires au canal de la Marne au Rhin, au chemin de fer, au génie militaire, ont été des circonstances favorables à l'étude des couches tertiaires et secondaires, qui sont plus importantes pour le médecin que les primitives et les intermédiaires.

Disons seulement qu'on attribue à un grand soulèvement produit par l'action centrale, les terrains primordiaux soutenant ces couches, décidant un plan incliné se relevant vers les Vosges, en présentant des affleurements, s'enfonçant à des milliers de mètres sous Paris. On y trouve des gissements de granit, de gneiss, le schiste-mica, le porphire, le quartz et ses variétés, le feldspath, roches privées de toutes traces végétales et animales, mais renfermant différents métaux.

La superficie de notre sol offre des plateaux, des côtes, des collines, des vallées, des vallons. A l'ouest de Toul, une chaîne de collines dont les sommets ondulent, s'étend depuis les Vosges jusqu'aux Ardennes, présentant une foule de coteaux fertiles en vignes, en arbres fruitiers, surtout en cerisiers.

Les deux mamelons Saint-Michel et Barine, par leurs dimensions paraissent avoir été détachés de cette ramification par des torrents diluviens ; beaucoup de vallons, vraisemblablement, ont été creusés par des érosions de sources et de ruisseaux. Dans les pierriers de Saint-Michel on rencontre encore facilement, malgré les recherches des amateurs, divers coquillages bivalves, dont les dépôts ont dû être considérables. Les plus abondants sont des ammonites ressemblant à des cornes de bélier, à des conques, et des gryphées, des huîtres, des peignes.

Les terres superficielles des zônes voisines de Toul reposent sur le lias, terrain ressemblant beaucoup à celui du Jura, d'une assise d'environ 150 à 180 mètres de puissance, dont les stratifications sont ordinairement horizontales. La composition du lias comprend différents calcaires, des oolithes, des marnes, des argiles.

Le calcaire est une substance généralement répandue sur le globe; il a pour base le carbonate de chaux; on la trouve souvent unie à des carbonates de magnésie, de fer, de manganèse, à l'argile, à la silice. Ses principales variétés sont la craie, les marbres, le tuf. Il fournit des pierres à bâtir, la chaux des mortiers, il est un bon engrais pour les terres froides; le calcaire argileux donne la chaux hydraulique.

Les oolithes sont des pierres contenant de petites coquilles pétrifiées qui ressemblent à des œufs de poisson. Les carrières du Larôt, à Pierre, en sont principalement formées.

Les marnes sont des espèces de terres calcaires, mêlées d'argile. Elles fournissent un bon engrais quand elles ont reçu l'action dissolvante de l'air et de la pluie.

L'argile est une terre composée de silice, d'alumine et d'eau, dans des proportions très variables, souvent accompagnées d'oxide de fer, de craie, de mica, de carbone, de sel marin. Elle prend des couleurs blanches, grises, rougeâtres, jaunâtres; elle compose la terre plastique, à poterie, à pipe.

L'alumine, oxide d'aluminium, est une terre blanche, douce au tact, infusible, insipide, adhérente à la langue, faisant pâte avec l'eau, sans s'y dissoudre.

La silice, oxide de silicium, est blanche, rude au toucher, insipide, inodore, irréductible par la chaleur seule; elle s'unit au moyen de cet agent à une foule de bases silifiables, où elle joue le rôle d'acide; le verre est un silicate. Pure, elle constitue le cristal de roche, les sables, les grès blancs résultant de grains roulés ou de petits cristaux ; l'agate ou calcédoine , l'opale , de gros rognons qui se trouvent fréquemment dans des calcaires. Les chailles sont des concrétions siliceuses.

Le plan sur lequel la ville est bâtie, est un amas d'éboulis de la côte , de terre végétale , de débris de murs et de constructions réparées ou remplacées. Avant l'élévation des chemins couverts de la place , j'ai vu différentes fois , à la suite des orages , des éboulements descendre dans les fossés ; dans les mêmes circonstances , les chemins de communication de la côte se trouvent chargés , obstrués. Excepté les puits qu'arrosent des nappes d'eau souterraines , il faut creuser le plus grand nombre à 5, 6 et 8 mètres , suivant qu'ils s'approchent de la Moselle ; le niveau de cette rivière s'annonce par des bancs de gravier sous-jacents à des marnes et à des dépôts de transport.

Des fouilles faites à la Corvée de Saint-Epvre ont mis à nu une couche d'argile compacte , parsemée de grains de carbonate ferreux , de 6 mètres de puissance , imperméable. Au sommet de la colline sourdent plusieurs sources dans des bancs de grève ; à sa base , unies aux eaux pluviales , elles filtrent dans de nouveaux bancs de grève , s'écoulent à distance , depuis le pont de la porte de France, jusqu'à l'angle du bastion de Saint-Epvre. On rencontre aussi plusieurs de ces pleureuses le long du lit du canal de la Marne au Rhin , dans sa partie incluse dans les fortifications. Les déblais d'un puits creusé à la Prévôté ont fourni des particules de cuivre.

D'anciens habitants calculent que , dans la durée d'un siècle , la Moselle parcourt l'espace compris entre la ville et le côteau de Dommartin. Les mortes encore existantes, les excavations qu'elle a laissées, viennent à l'appui de leur opinion. La surface de cette vallée est un dépôt plus ou moins épais d'humus et de limon, placé sur des bancs de sable. Cette plaine est fertile, convient surtout aux céréales, aux végétaux à courtes racines, la culture en est facile.

Le sommet de la côte Saint-Michel est une croûte de calcaire pierreux, supportant une couche de terreau brunâtre et léger. Sa structure intérieure peut renfermer des bancs de pierre, en jugeant par analogie avec celle de la côte d'Écrouves, où l'on a trouvé une carrière. J'évalue approximativement sa hauteur à 150 mètres au-dessus de la Moselle.

Les plateaux des faubourgs Saint-Epvre et Saint-Mansuy, de Choloy, Écrouves, avoisinant le pied des côtes, sont principalement formés par l'argile à chailles, mélangée de sables ou de débris calcaires; ils sont propices à l'agriculture. Ceux de Longeau, de Bouvron, sont de grosses terres, froides, difficiles à diviser, peu perméables à la pluie. On trouve dans l'argile à chailles beaucoup de fossiles : gryphées, huîtres, peignes, serpules.

Les vallons de l'Ingressin, de Choloy, du Bois-le-Comte, fournissent quelques tourbes peu propres à la combustion.

L'agronome trouve des amendements dans ces différentes terres; ainsi les marnes, le calcaire, les sables, corrigent le sol argileux, tourbeux, marécageux. Le drainage soutire l'eau croupissante de ceux qui sont trop humides et fangeux.

Le pays Toulois est un des plus boisés de la France; il renferme cependant moins de forêts qu'autrefois. J'ai vu

5

opérer beaucoup de défrichements qui ont découvert des
champs fertiles, ont augmenté les récoltes en céréales,
en prairies artificielles. On ne regrettera pas ceux des
plaines, ils ont rendu l'air moins humide, mais on sent
la nécessité de repeupler les lieux élevés et les collines ;
grand moyen pour arrêter les vents impétueux, préserver
des gelées, retenir l'amas des neiges, soutenir les terres
dans les temps d'orage, empêcher les inondations ; les
flancs de plusieurs coteaux sont à nu et stériles. Des habitants ont planté les versants de la côte de pins, bou-
leaux, accacias, saules marceaux ; ils ont donné un
exemple à suivre. L'administration des Ponts et Chaus-
sées a soin de garnir les routes d'arbres de service faisant
un ornement productif, des avenues agréables. Le chêne
devenant rare et coûteux, on le remplace autant que possible dans les constructions par le fer.

J'ai suivi d'un pas lent, la poitrine inclinée,
Le sentier sinueux de la côte escarpée,
Que Bar on appelait, avant que saint Gérard,
De l'archange Michel honorant l'étendard,
Sur ce cône tronqué eut bâti l'oratoire
Dominant Bariville, au chétif territoire,
Penché à l'orient. Aujourd'hui le hoyau
De l'ardent vigneron y couche le pineau.
J'atteignis du sommet la surface inégale ;
Le ciel était serein, l'heure était matinale.
L'aurore s'éloignait, ses doigts au doux contour
Avaient ouvert déjà les portes d'un beau jour.
A l'horizon désert, en un point de la voûte
Et de l'azur des cieux où commence sa route,

Par degrés se découvre un globe étincelant ;
En conservant son orbe , il devient rayonnant.
Grandiose tableau , viens ! le soleil se lève ;
Rapide est ton effet, craignons qu'il ne s'achève ,
Sans enchanter nos sens. Foyer générateur
De lumière éthérée et de vive chaleur,
Tu imprimes la vie à toute la nature ,
Tu fécondes son sein ; façonnes sa parure.
Soleil ! quand tu répands des flots d'or, de vermeil ,
Les hôtes de la terre éprouvent le réveil :
La fleur s'épanouit , prend sa plus belle teinte ,
La sève en ses canaux circule sans étreinte ,
La tige croît ; l'émail du gazon reverdit ,
La moisson , aux guérets , courbe l'épi , jaunìt.
L'oiseau sous la feuillée , attentif à lui plaire ,
Délasse sa compagne en ses devoirs de mère ,
Par de tendres accents. Le lourd et dur bétail ,
Abandonnant l'étable , appelle le travail.
Le lever du soleil est un moment de fête.
Du plateau de ce roc dont j'occupe la crête ,
Je plonge des regards surpris , curieux ,
Dans tous les environs , j'interroge les lieux
Depuis longtemps connus. L'aspect n'est plus le même ;
L'onde de la rivière est une glace blême ,
La colline s'affaisse , en entier le vallon
Se comble ; le niveau rompt la distinction
Du palais somptueux à la pauvre cabane.
A l'entour de l'objet l'image oscille , plane ,
L'idée est relative à la force des sens ;
A la vaste pensée il faut des éléments
Universels , certains. Cherchons-les dans l'espace ,

Le monde est infini, le défini s'efface,
L'absolu se révèle éternel, puissant, tout,
A l'esprit méditant qui bientôt est à bout
Dans son pénible effort. Attendant la première
Douce brise du soir, de Vesper messagère,
Je veux, dispos, errer dans ces bosquets de pins,
Ces riches champs de vigne, et les futurs jardins
Limités de pierriers, de buissons où l'épine
Enlace sa guirlande à la chaste églantine.
Je me reposerai sur le modeste banc
Des asiles murés, invitant le passant
A goûter l'ombre, à fuir les fureurs de l'orage.
Bacchus remplit ma coupe, en un joyeux langage,
Il me semble annoncer la vendange et ses jeux :
J'entends le violon, le cor harmonieux,
La ronde et ses refrains. Incertaine abondance,
Exauce enfin nos vœux! Des groupes, à distance,
Se font de bonnes gens, retournant au logis,
Finissant la journée. En mutuels avis
Roule leur entretien : saison indicative
Du genre de labeur, règle préservative
D'incidents ruineux, procédés les meilleurs.
Le vieillard respecté des présents connaisseurs,
Blâme, applaudit, est cru homme expérimenté;
Satisfait de savoir son talent propagé,
Prend un repas frugal, invoque Dieu, tranquille
Comme un juste s'endort, en louant sa famille.

—

RÈGNE ANIMAL.

La race des petits chevaux de l'Ukraine finira par s'é-
teindre, au moyen du croisement avec des espèces plus
grandes et de plus belle stature, recherchées des cultivateurs qui, cependant, appréciaient son ardeur et sa vigueur. L'âne si utile par sa sobriété, dans les côtes et les
vignobles, n'est pas assez multiplié, il est de taille ché-
tive ; des haras de grands sujets, établis dans les communes, embelliraient la race. Le bœuf, la vache, que l'on
fait quelquefois servir aux travaux agricoles, sont robustes et de taille médiocre ; la chèvre est bonne laitière, on
peut la donner pour nourrice à des enfants. Le mouton
est une précieuse ressource par la qualité de sa chair,
pour les vendanges. Le porc atteint une grosseur considérable ; sa chair et son lard, salés, fumés, se conservent
bien. Les troupeaux laissent beaucoup à désirer sous le
rapport du nombre, les enlèvements journaliers au profit
des grandes villes nuisent à leur reproduction.

Le gibier est excellent, nos forêts peuvent nourrir la
plupart des animaux sauvages, grands et petits ; pour en
avoir en abondance, il suffit de régler le temps de la
chasse et des tenderies, d'abréger ou d'interrompre sa
durée, de récompenser la destruction des bêtes rapaces.
La pêche à la ligne est permise à tous les amateurs, sauf
des conditions peu gênantes. Le poisson de la Moselle est
supérieur en qualité à celui des étangs de Boucq et de
Sanzey. Le ruisseau de l'Ingressin a été célèbre pour ses
colossales écrevisses. Les animaux dangereux sont la vi-
père, les guêpes, abeilles, accidentellement les chiens

enragés et les mouches ayant sucé des corps en putréfaction.

RÈGNE VÉGÉTAL.

Je vais énumérer les plantes le plus en usage, dont Flore a fait présent à la médecine locale; elle a été généreuse, je leur laisserai le nom vulgaire.

Famille des Graminées.

Avec des instruments on dépouille les semences du froment, de l'orge, de l'avoine, de leur épiderme; on en retire des gruaux dont la décoction est rafraîchissante et nourrissante. La dégénération en champignon des grains du seigle, forme l'ergot, substance exerçant une action spéciale sur l'utérus, utilisée par les accoucheurs. La racine fraîche de chiendent est un émollient excellent.

Famille des Malvacées.

1° Guimauve officinale à fleur blanche rosée; 2° mauve à fleur purpurine; 3° petite mauve à fleur ronde. Avec les racines et les fleurs on prépare des tisanes, avec les feuilles des lotions.

Chicoracées.

Laitue cultivée, laitue vireuse, chicorée de jardin, chicorée sauvage. En pratiquant des incisions à la tige de la laitue cultivée, on obtient le *lactucarium*, bon calmant. En broyant les tiges des laitues, on retire des extraits.

Labiées.

Romarin, sauge, germandrée, petit-chêne, menthe, hysope, lavande, ortie blanche, mélisse. Ce sont des excitants aromatiques.

Synanthérées.

Bardane : sa racine est employée comme sudorifique dans les affections cutanées. Les capitules de chardon béni ont une amertume efficace contre les fièvres inter-mittentes printanières.

Radiées.

Camomille romaine ; tonique stomachique ; millefeuille; acerbe et amère ; on en faisait des topiques pour la guéri-son des coupures. Absinthe; avec laquelle on prépare une liqueur à l'alcool, un vin stomachique, un extrait vermi-fuge. Armoise ; emménagogue peu dangereux, employé prudemment. Tanaisie ; commune sur les sables de la Moselle, produit des grains vermifuges. Tussilage ; ses fleurs hâtives sont pectorales.

Solanées.

Belladone ; la poudre de sa racine m'a réussi dans des coqueluches opiniâtres ; son extrait est nécessaire aux oculistes pour la dilatation de la pupille, et aux chirur-giens pour la réduction des hernies. Morelle douce-amère; ses rameaux soumis à la décoction, sont un remède avan-tageux comme sudorifique, dans les rhumatismes et la syphilis. Morelle noire ou petite ; ses feuilles servent à des topiques calmants. Molène, bouillon blanc; l'infusion de ses fleurs est adoucissante et pectorale. Jusquiame noire; son extrait est recherché dans la toux violente et l'asthme. Tabac; ses feuilles servent à des lavements irritants dérivatifs, dans l'apoplexie; sa fumée est insufflée dans les voies aériennes chez les asphyxiés par submersion.

Gentianées.

Gentiane; sa racine est un des meilleurs toniques indigènes. Erythée, petite centaurée; ses sommités fleuries sont de bons auxiliaires des médicaments fébrifuges. Ményante, trèfle d'eau; ses tiges et ses feuilles entrent dans la préparation des sucs dépuratifs.

Colchicées.

Colchique d'automne; ses semences et ses bulbes servent à un vin et à un alcoolat, agissant énergiquement dans les cas de goutte.

Inglandées.

Noyer ordinaire; le brou de noix et les feuilles contiennent du tannin et de l'acide gallique; on les oppose aux scrofules.

Cupulifèrées.

Chêne des bois; la décoction de son écorce contenant de l'acide gallique et du tannin, déterge les ulcères atoniques. La poudre des glands et des cupules torréfiés s'administrait autrefois dans les diarrhées, les hémorragies passives. Les parfumeurs se servent pour l'entretien de la chevelure, de l'huile d'amandes fraîches de noisetier.

Coniférées.

Sapin, pin sylvestre. Les bourgeons de sapin macérés dans du vin ou de la bierre combattent les affections scorbutiques. Les entailles faites au tronc laissent écouler la térébenthine dont on se sert dans les catarrhes des muqueuses. La distillation de la térébenthine fournit l'essence, recommandée dans le traitement des névralgies et du rhumatisme ; celle qu'on laisse sécher sur les entailles jusqu'en hiver, chauffée, passée à travers un lit de paille, devient la poix, employée pour plusieurs emplâtres rubéfiants. Le résidu de la distillation de la térébenthine est la colophane, propre à arrêter l'écoulement du sang. Le goudron est le produit de la combustion du tronc et des branches de diverses espèces de sapin et de pin. L'eau de goudron est préconisée pour la cicatrisation des ulcérations des poumons. La décoction des baies de genévrier est diurétique, elle réussit contre l'hydropisie passive.

Salicinées.

Saule blanc et autres espèces. L'écorce récoltée sur de jeunes branches doit son amertume et son astringence à un alcali, la salicine. Cet agent pourrait suppléer au besoin le quinquina. Les bourgeons du peuplier cueillis au printemps participent à la confection de l'onguent populeum.

Polygonées.

Rumex patience ; sa racine contient de l'amidon et du

soufre libre ; elle est justement recommandée dans les maladies de la peau. Rumex oseille ; ses feuilles entrent dans la préparation des sucs d'herbes et des bouillons rafraîchissants destinés aux fièvres gastriques bilieuses. Rhubarbe. Celle de notre pays est inférieure à celle de Chine et de Moscovie.

Scrophulariées.

Véronique beccabunga ; le suc de ses feuilles fraîches, âcre, piquant, est anti-scorbutique. Digitale pourprée ; les feuilles de cette belle plante, administrées en poudre, ont une action secondaire sédative sur les contractions du cœur et ses palpitations.

Borraginées.

Bourrache. Sa tige est mucilagineuse, légèrement diurétique et diaphorétique ; la buglosse possède les mêmes vertus que la bourrache. La pulmonaire officinale est un bon pectoral. La grande consoude, mucilagineuse, faiblement astringente, est préconisée dans la diarrhée, le crachement de sang.

Valérianées.

Valériane officinale. Ses racines prises en infusion se comportent en puissants antispasmodiques dans l'hystérie ; dans l'épilepsie on les administre en poudre.

Rosacées.

Framboisier. Les baies infusées dans le vinaigre servent à la préparation du sirop de vinaigre. Ronce ; ses sommités sont astringentes et servent à des lotions détersives. Amandier; il réussit seulement dans les lieux abrités, ses amandes sont toujours amères. Le prunier, l'abricotier, le cerisier, jettent parfois après leurs rameaux vieillis une gomme adoucissante. On fait avec les fleurs du pêcher un sirop laxatif pour les enfants. Les amandes de tous ces fruits contiennent de l'acide prussique. Pommier; les pommes de Reinette forment une boisson rafraîchissante : l'écorce fraîche de la racine des pommiers renferme un alcali, voisin de la salicine par ses propriétés, nommé phloorrhizine, efficace contre les fièvres intermittentes. Coignassier. Le sirop fait avec la pulpe des fruits est un bon astringent contre les angines commençantes. Leurs graines sont mucilagineuses, leur décoction fait l'excipient de certains collyres, ainsi que l'eau distillée de roses à cent feuilles.

Papavéracées.

Pavot : en incisant ses capsules encore vertes et sur pied, il s'en écoule un suc laiteux, qui devient brun au contact de l'air; il pourrait remplacer l'opium, sans le valoir : ses capsules sèches fournissent des décoctions calmantes. On fait avec les semences une huile douce et des tartes. Les pétales des fleurs de coquelicot sont légèrement calmants, ils contiennent des atomes de morphine.

Crucifères.

Cresson de fontaine; il concourt à la composition du sirop et du vin anti-scorbutiques. Moutarde noire ; sa fa-

rine est réservée aux sinapismes. La graine entière de la
moutarde blanche est actuellement en vogue comme pur-
gatif doux. Le cochléaria jouit des mêmes propriétés que
les espèces de cresson et de raifort.

Tiliacées.

Tilleul sauvage ou des bois ; ses fleurs répandent une
odeur plus suave que celles du tilleul de Hollande, espèce
plus précoce ; des personnes les estiment autant que celles de l'oranger ; on en tire un hydrolat, ses feuilles sont
mucilagineuses comme celles des mauves.

Viniférées.

La suppression du plan de pineau, plus difficile à soigner que le commun, a diminué la renommée de nos vins.
Dans les bonnes années ils valent le petit Bourgogne,
mais ils manquent de bouquet. Le vin de pineau était
plus rouge, possédait plus de tannin. Nos produits s'a-
doucissent par le transport, gagnent en qualité ; ils se
conservent 12 à 15 ans, le blanc peut être gardé 25 à 30
ans, sans trop déposer.[*]

Parmi les légumineuses, nous citerons le mélilot dont
l'infusion sert de véhicule à des collyres. L'astragale sans
tige qui se rapproche par sa racine de la réglisse. La farine des pois, fèves, lentilles, est propre à faire des cata-
plasmes.

Parmi les violariées, la violette odorante ; ses fleurs
agréables sont prises en infusion dans les phlegmasies des
voies respiratoires. La racine remplacerait, au besoin,

[*] Un tonnelier de notre ville procurait au vin un parfum agréable à bien
des amateurs, en suspendant pendant quelques jours, dans le fût destiné à la
mise en bouteilles, un sachet de fleurs de raisin.

l'ipécacuanha comme vomitive. La pensée sauvage est amère et réputée dépurative.

Les végétaux suivants sont connus de bien des personnes.

Le polygala-amara est vanté contre l'hémoptysie. La saponaire est préconisée dans l'ictère. Le lin dont les semences, l'huile, la farine sont si utiles. Le lichen pulmonaire croît sur le tronc des vieux arbres; il contient moins de fécule que celui d'Islande. La racine de fougère mâle et l'écorce de celle du grenadier à fleur simple sont des spécifiques contre les tœnias. Le semen-contra et la mousse de Corse jouissent de plus de crédit que notre absinthe contre les vers. Les bulbes de lys blanc cuits sous la cendre font des topiques maturatifs; les pétales macérées dans l'huile et l'eau-de-vie sont vulnéraires. Différentes mortes présentent le beau nénuphar blanc dont les fleurs possèdent une vertu sédative sur les organes génitaux. La racine d'iris des marais, râpée, macérée dans du vin blanc, est un remède héroïque contre l'ascite. Le laurier amandier s'acclimate dans notre pays, ses belles et longues feuilles fournissent un hydrolat agréable et sédatif. L'écorce intérieure de l'orme pyramidal est renommée contre les dartres rebelles. Les cônes du houblon aromatisent la bierre, leur infusion est un des meilleurs remèdes à opposer aux scrofules et au rachitisme. La pariétaire est un émollient diurétique excellent dans les hydropisies. La verveine a été célébrée par les Druides, on la préconise dans les chûtes et les contusions. La racine de garance a été vantée contre l'épilepsie. L'extrait de ciguë officinale est usité contre le squir-

rhe et les tumeurs indolentes. La fleur de sureau est un
sudorifique en vogue.

Les serres convenablement placées, éclairées, chauf-
fées, invitent à cultiver la précieuse famille des orangers,
bigaradiers, citronniers qui délectent l'odorat et le goût
avec leur fleur, fruits, feuilles, et dont le bois est estimé
des ébénistes.

DES MALADIES.

Épidémies, επι sur, δημος le peuple.

L'étymologie de ce mot indique que ces maladies attaquent un grand nombre de personnes à la fois ; on peut
ajouter dans une contrée , dans le même lieu et temporairement.

Les agents physiques qui entretiennent l'existence peuvent devenir causes de ses dérangements ; mais pour
exercer une influence commune, ils ont besoin d'un maximum d'énergie, de combinaisons, de rencontrer des circonstances favorables , des dispositions analogues et par-
tagées. Ne voit-on pas des maux sévir exclusivement sur
les âges, d'autres sur les sexes et sur les tempéraments,
car peu se comportent indistinctement. La coqueluche, la
rougeole menacent l'enfance : la dyssenterie, la variole ,
la jeunesse : les phlegmasies pulmonaires, les catarrhes,
l'âge mûr et la vieillesse. Ces germes de destruction sont
extérieurs , pénètrent en nous ; leur entrée ne trouve pas
toujours des obstacles dans des précautions de prudence
et de prévoyance, bien que la résignation et la fermeté

d'ame soient les qualités morales les plus capables de soutenir une réaction salutaire. L'invasion est ordinairement brusque, les prodromes fugaces, et bien souvent la nature d'une épidémie commence à se déceler, seulement après que sa violence est au moment du déclin; elle éclate, frappe à l'improviste; les maladies co-existentes, subséquentes, sont plus ou moins de temps modifiées dans leurs symptômes ou leur marche, par le caractère morbide que quelques pathologistes ont nommé génie épidémique.

Pour trouver des causes à ces états compromettant la santé d'une population, en troublant son cours ordinaire, il est naturel de rechercher les influences qui peuvent tourmenter collectivement ses membres. Les conditions fâcheuses des milieux physiques dans lesquels ils sont placés se présenteront en premier lieu à l'examen, puis viendront les propriétés délétères des aliments, des boissons, les émanations de la terre et des marais, des corps des malades, des substances viciées par la putréfaction. Les appareils du corps qui seront compromis dans ces circonstances, seront ceux dont les fonctions sont en rapport avec ces agents : système cutané, voies respiratoires pour les états de l'atmosphère : tube digestif pour l'alimentation : système nerveux et système musculaire, quant aux effluves et aux miasmes.

Nous ne parlerons dans ce chapitre que de plusieurs maladies produites par les qualités de l'air, leurs combinaisons, leurs variations, plus fréquentes et moins malignes que celles qui, sans offrir de prédilection pour certains organes, jettent l'économie entière dans une sidération rapide, comme feraient des poisons septiques, dissous, suspendus dans l'atmosphère, entraînés par des vents exerçant l'infection dans une zône plus ou moins étendue.

Les saisons, les heures de la journée font varier l'état de l'atmosphère, la somme de calorique et d'électricité, ainsi que la direction des vents. Elle nous est contraire dans ses extrêmes de sécheresse, d'humidité, de chaleur, de froidure ; et dans la combinaison de ses qualités : la chaleur humide, le froid humide, font courir le plus de dangers. Nous avons des jours d'automne en hiver, des jours de printemps en été. Dans les gelées du mois de février, le vent sec et froid de l'Est amène des gerçures aux mains, des engelures, l'érythème du visage, des pleurésies, pneumonies franches ; les angines, la coqueluche, résultats du dérangement des fonctions de la peau et de la suppression de la transpiration.

En été, la chaleur humide occasionne les phlegmasies cutanées, scarlatine, rougeole, variole, imprime le cachet bilieux à des fièvres gastriques ; le gangréneux à des fièvres muqueuses. A plusieurs époques, notamment en 1854, le choléra et la suette sont venus ravager nos contrées pendant l'été.

En automne, la chaleur du jour, la fraîcheur des nuits, produisent des ophthalmies purulentes, des diarrhées, des rhumatismes articulaires. Les névralgies sont devenues plus fréquentes depuis l'établissement des bassins du canal de la Marne au Rhin. C'est le temps des brouillards conduisant à leur suite la grippe, le caractère intermittent de plusieurs fièvres.

L'hiver, en rendant l'air froid et humide, s'avance accompagné de catarrhes, des fièvres muqueuses, s'adressant aux femmes et aux enfants ; de congestions cérébrales. L'hiver est rigoureux envers les vieillards, ils finissent leur carrière, pour la plupart, par l'apoplexie et la pneumonie.

Le retour inévitable des catarrhes dans notre pays, m'engage à en donner une courte description. Ce mot vient du grec χατα de haut en bas, et ρεω, je coule. Toutes les cavités du corps sont tapissées par une membrane d'une texture analogue à la peau externe, mais plus délicate ; qui, déplissée, l'emporterait en étendue sur cette dernière. Des sympathies continuelles et intimes existent entr'elles, de là leurs fonctions se suppléent jusqu'à un certain point dans l'acte dépuratoire du corps ; à la transpiration abondante répond une diminution de la sécrétion muqueuse, et réciproquement. Les catarrhes épidémiques dépendent à peu près des mêmes causes : impression d'une température froide, passage brusque de la sécheresse à l'humidité. Plusieurs se rangent parmi les symptômes de la rougeole, de la variole, de la scarlatine ; le public appelle rhumes certains d'entr'eux. Ils ne sont point des inflammations franches des muqueuses, ils paraissent résulter d'une irritation des follicules muqueux, avec modification de tissu. Au début d'un catarrhe, la muqueuse est chaude, sèche, tuméfiée, rouge ; la douleur est gravative, quelquefois piquante, brûlante. La sécrétion naturelle, supprimée quelques instants, est remplacée par un liquide incolore, filant, visqueux, âcre, qui s'épaissit, devient opaque, doux, jaune, verdâtre, souvent puriforme. Le mouvement fébrile est léger, à moins que l'affection n'occupe une grande surface. Elle a une tendance à la chronicité chez les personnes délicates, les valétudinaires. L'indication principale consiste à diminuer l'excitation locale par les lotions émollientes, tièdes, les vapeurs adoucissantes, rendues aromatiques au bout de quelque temps ; puis à obtenir une issue au moyen de boissons diaphorétiques, chaudes. Les émissions sanguines sont moins nécessaires que les topiques dérivatifs.

Blépharorrhée, catarrhe oculaire. La conjonctive est rouge jusqu'à sa portion entourant la cornée ; elle présente des stries de capillaires engorgés, où la couleur est plus vive, faisant une légère saillie. La sécrétion des larmes est diminuée ; le matin, les paupières sont agglutinées et chassieuses. Les malades éprouvent une démangeaison qui les porte à se frotter les yeux ; il leur semble que des grains de sable roulent entre le globe et ses enveloppes ; ils tiennent ces dernières rapprochées, la lumière blesse la vue.

Le traitement suivant m'a réussi bien des fois : à l'invasion, une application de sangsues autour de l'orbite, si l'inflammation est forte ; si elle est modérée, des frictions avec la teinture d'iode à quelque distance des yeux. Si un seul est malade, le 10ᵉ du nombre des frictions pour l'œil sain, l'ophthalmie passant souvent d'un côté à l'autre). Lotions presque fraîches avec l'eau de mélilot ou de guimauve, puis des collyres astringents. Tisane diaphorétique de bourache, de tilleul, de sureau, édulcorée.

Laryngorrhée, catarrhe du larynx. La muqueuse de la glotte et de la trachée est épaissie, friable, couverte de pustules ; le calibre de cette portion du tube aérien diminue. La respiration est courte, gênée, la voix rend des sons aigus et rauques. La pression exercée sur le devant du cou est douloureuse, les malades y éprouvent un sentiment de chaleur, un picotement qui excite une toux pénible ; le pouls est petit, fréquent, la face est animée, rouge. Le traitement consiste, chez les sujets robustes, en une application de sangsues autour du larynx ; ordinairement en frictions irritantes à la nuque, à la partie antérieure et inférieure du cou. Je préfère cette dérivation à celle obtenue avec les pédiluves qui attirent inférieurement l'irritation. On recommande la diète pendant plusieurs jours, l'usage des boissons pectorales chaudes, béchiques sur le déclin, l'inhalation des vapeurs émollientes, calmantes.

Dans des cas exceptionnels, cette affection se complique d'angine aphteuse, gangréneuse ; elle demande la plus grande attention chez les enfants, car elle peut précéder l'angine membraneuse ou croup, un des maux les plus redoutables qui les attaquent.

Bronchorrée, catarrhe pulmonaire : la grippe est une de ses variétés. Les fosses nasales, la gorge, les bronches sont compromises en même temps par l'inflammation spéciale de la tunique, disposée en arborisations, en piqueté. Ce catarrhe est précédé de lassitude, de céphalalgie, d'horripilation, d'éternuements réitérés. Une chaleur plus ou moins vive succède ; le mouvement fébrile est plus prononcé le soir et la nuit. La voix devient rauque, enrouée ; une toux sèche, avec secousses, fatigue le malade qui ressent de la soif, du dégoût. Une sensation d'oppression, d'ardeur sous le sternum rend la respiration difficile. L'oscultation fait entendre des râles sibilant, ronflant, mêlés à des râles humides, sous-crépitants. Bientôt survient une expectoration abondante de mucosités ténues,

blanches, écumeuses, sans odeur, qui, après plusieurs
jours, sont remplacées par d'épaisses, jaunâtres, verdâ-
tres, salées.

Le rhume de poitrine, comme on l'appelle, se dissipe
par des sueurs, l'expectoration, des urines copieuses à
sédiment jaune, la diarrhée. Il a de la tendance à durer
longtemps, à récidiver dans l'occasion, chez les individus
âgés, chez ceux qui ont été épuisés par des maladies
antérieures.

On emploie avec avantage dans le traitement, les ven-
touses scarifiées sur les côtés du thorax, les vésicatoires
volants au lieu d'élection, les pédiluves dérivatifs, les
tisanes pectorales, les calmants, la diète dans les premiers moments; un peu plus tard, les émulsions au
kermès, des laxatifs s'il se présente un embarras gastrique.

Ce catarrhe prend le nom de suffoquant, quand l'altération de la muqueuse s'étend aux dernières ramifica-
tions des bronches; il se rapproche alors de la pneumonie.

Entérorrhée, diarrhée. Annuellement, dans le courant
d'août et de septembre, surviennent des flux séreux,
muqueux, bilieux, sans fièvre, avec gargouillements,
coliques légères. On les attribue à l'usage des fruits, mais
ils en dépendent moins que des transitions de température : chaleur du jour, fraîcheur des nuits. On les fait
cesser en portant une ceinture de flanelle sur la peau, en
pratiquant des liniments, en buvant de l'eau dans laquelle on dissout du blanc d'œuf, et que l'on édulcore
avec du sirop de pavot, s'il est nécessaire, en recourant
à quelques astringents opiacés, à des potages mucilagi-
neux au riz.

Il ne se passe guère d'années sans amener des cas de

rougeole, renfermés dans un quartier ou disséminés dans la ville. Elle n'est dangereuse que dans ses complications, et dans sa répercussion sur les méninges et les poumons. On la regarde comme contagieuse ; son inoculation a réussi, suivant des témoignages, en insérant des gouttelettes de sang prises aux plaques rouges au moyen d'une petite incision. Si ce procédé d'atténuation est jamais mis en vogue, comme pour la variole, il faudra prendre la précaution de ne point greffer des maux en même temps. Il est peu de personnes qui aient échappé à la rougeole ; j'ai vu des enfants être atteints pour la troisième fois dans un espace de trois à quatre ans, mais à chaque atteinte, elle avait été éphémère et incomplète. Pendant son éruption, on éloigne sagement des malades les enfants préservés jusqu'alors.

L'invasion de la rougeole s'annonce par des courbatures, un grand malaise, de la fièvre ; les yeux sont larmoyants, craignent la lumière ; les enfants souffrent à la gorge, ont une toux sèche, quelquefois des vomissements.

L'éruption se fait du troisième au quatrième jour ; des taches rouges, irrégulières, laissant entre elles des espaces angulaires, se montrent à la face, au cou, puis au tronc, aux membres, parfois dans la bouche. Il est une variété de rougeole dans laquelle on voit de petites élevures papuleuses dominer les plaques, on la nomme boutonnée. Vers le neuvième jour, les plaques ayant jauni, se détachent sous forme de très-petites écailles furfuracées.

Le traitement est simple : emploi des boissons émollientes, légèrement sudorifiques, si l'éruption est lente, pénible; d'un laxatif si le tube digestif est surchargé; ne point donner d'aliments tout le temps que le corps est rouge; l'oubli de cette dernière règle fait que la fièvre se prolonge, et que les enfants restent avec l'abdomen enflé, douloureux.

La *scarlatine* se rapproche de la rougeole par sa marche, sa durée; mais en elle l'élément inflammatoire prédomine sur le muqueux. La peau est colorée par de larges taches de couleur framboisée, ne faisant point saillie, ou par de petits points rouges granités et réguliers; cette même teinte se prononce dans l'intérieur du gosier. Deux symptômes sont importants à surveiller dans cet exanthème : l'état fébrile et l'angine plus ou moins violente.

Le traitement consiste dans la privation d'aliments, tout le temps que le corps est rouge, dans des boissons acidules tempérantes. Le mal de gorge nécessite souvent l'emploi des gargarismes émollients, aromatiques; s'il y a menace de gangrène des amygdales, d'un vésicatoire à la nuque, d'une application de sang-sues sur les côtés du cou. Une des suites les plus fâcheuses de la scarlatine est l'œdème des extrémités, et l'épanchement séreux dans la plèvre ou le péritoine. Dans les pensionnats où elle se déclare, on peut employer la teinture de Belladone, reconnue en Allemagne un remède préservatif.

Pendant les chaleurs de l'été, les jeunes gens, les personnes dont la peau est mince, voient survenir subitement sur diverses régions du corps, des plaques saillantes, plus blanches et plus rosées que la peau environnante, ressemblant à des piqûres d'orties. Cet exanthème nommé urticaire, fugace, bénin, accompagné de lassitude, d'un peu de fièvre, de soif, cède aux limonades gazeuses, aux sirops de limons, de groseilles. Les démangeaisons incommodes sont calmées par des lotions d'eau blanche, mélangée d'hydrolat de laurier cerise. L'urticaire est attribuée par quelques individus à l'influence de la canicule.

Variole, petite vérole. Originaire de l'Asie centrale, la variole est venue désoler l'Europe à l'époque des croisades.

L'invasion est plus pénible que dans les autres exanthèmes : une vive sensibilité à l'épigastre, des vomissements, le brisement des membres et des lombes, la céphalée, par fois le délire, tourmentent les malades. Elle court risque de s'accompagner d'une phlegmasie viscérale.

Des taches rouges au centre desquelles est une petite élevure papuleuse, dure et pointue, apparaissent au visage; dans la bouche, les fosses nasales, le pharynx, le larynx, où elles sont moins saillantes et ne suppurent point. Les jours suivants elles s'entourent d'une auréole rouge; leur sommet offre une vésicule dont le centre subit une dépression circulaire ombiliquée. Lorsque les pustules sont disséminées, la variole est discrète ; elle est confluente si elles sont assez nombreuses pour se toucher, se confondre par leur circonférence; cette variété amène plus de danger.

Après un septenaire les paupières sont fermées, le visage, les lèvres, les pieds et les mains sont enflés ; l'aspect de la tête est hideux à l'époque de la suppuration, quand les pustules s'affaissent pour devenir noirâtres, exhaler une odeur nauséabonde; quand la salivation est abondante, si des hémorrhagies par le nez et la bouche surviennent.

La période de suppuration exige de grandes précautions : la fièvre qui s'était un peu apaisée, redouble ; une indigestion, une imprudence, décident une résorption suivie de pyohémie, de délire, de coma, d'adynamie.

Les croûtes des pustules après avoir tourmenté les malades par un prurit, tombent du 15ᵉ au 20ᵉ jour, et sont remplacées par des écailles. Dans la variole confluente, les pustules s'ulcèrent, produisent des plaies saignantes, grisâtres, traçant dans le derme des brides et des cicatrices couturées.

Le caractère contagieux commence à la formation des pustules ; il sera de règle d'isoler les malades, car leur réunion en un local serait un foyer dangereux.

Le traitement de la variole réclame l'habileté d'un praticien, pour employer à propos les purgatifs doux, les révulsifs et dérivatifs, les calmants, les amers, calculer prudemment l'utilité des émissions sanguines.

Pour éviter les difformités du visage, dès que les boutons se manifestent on cautérise avec une aiguille chargée de nitrate d'argent, chauffée préalablement, à des reprises fréquentes, introduite par rotation, ceux des paupières, des lèvres, des ailes du nez : l'on couvre le visage d'une toile enduite d'une couche légère d'emplâtre de Vigo cum mercurio, laissée en place comme un masque.

Heureusement la variole nous afflige à de longs intervalles ; je l'ai vu régner trois fois dans le cours de 1841 à 1863, attaquer en plus grand nombre les personnes non vaccinées, en moindre celles qui avaient reçu l'imprégnation du vaccin. Chez ces dernières, l'exanthème était atténué comme dans la varioloïde. Ces exceptions de la vertu prophylactique de la vaccine ne doivent point la mettre en doute, seulement elles engagent à s'assurer de sa durée, des dispositions du corps capables de l'abréger. Ici se présentent, à mon avis, une débilité constitutionnelle, l'appauvrissement du sang. Une révaccination (même deux), dans des circonstances favorables, avant de contracter le mariage, procurerait une grande sécurité. Si elle échoue, l'économie vivante est encore sous l'imprégnation du vaccin ; si elle réussit, son action avait cessé. La vaccine ne s'obtient parfois qu'à la seconde, la troisième inauculation chez le même sujet.

La *coqueluche* est une névrose de la respiration, une épidémie de l'enfance qui passe pour n'attaquer qu'une fois le même sujet. Elle paraît résulter de spasmes à la glotte et au diaphragme, causés par des vices inconnus de l'air, et le passage subit du vent du nord au vent du midi. Sa durée se prolonge indéfiniment, abandonnée à elle-même.

Son symptôme principal est une toux convulsive revenant par quintes, dans lesquelles des mouvements d'expiration se répètent rapidement, auxquels succède une longue inspiration produisant un son aigre, sifflant, résultant du resserrement de la glotte.

La coqueluche est sans fièvre ; dans l'intervalle des accès durant 30 à 50 secondes, les malades se trouvent dans leur situation ordinaire. Les quintes sont plus fortes, ou viennent volontiers le soir et le matin ; elles sont précédées d'anxiété ; de chatouillement à la gorge ; le visage et le cou se gonflent, les yeux s'animent, pleurent. On distingue deux sortes de coqueluche : la sèche, l'humide. Dans celle-ci, après les quintes, les enfants rendent abondamment un liquide blanc, filant, albumineux, venant de l'estomac.

Cette névrose est combattue avec succès par deux médicaments, l'ipécacuanha, la poudre de racine de belladone, quelquefois par l'éloignement temporaire du lieu où on l'a contractée.

Les récoltes en vins acides, celles des fruits non parvenus à leur maturité et pourris, les farines avariées, sont capables de déterminer des fièvres gastriques, des dyssenteries. Parmentier, en propageant la culture de la pomme de terre, a rendu service à l'humanité ; la récolte de cette solanée est presque toujours assurée, a peu à craindre des ouragans et de la grêle, est une ressource quand les céréales sont gâtées. En 1817, les pluies d'été furent froides, excessives, les récoltes en légumes, en graminées furent détériorées ; la misère était grande, des dyssenteries désolèrent les classes pauvres ; des individus mangeaient des chicorées cuites avec le sang des abat-toirs. Dans plusieurs localités, j'ai vu dans ces dernières années, succomber à des fièvres typhoïdes quatre à cinq personnes de la même maison. Là, j'ai remarqué que l'eau des puits en usage était jaunâtre, boueuse, plus ou moins fétide. Je me suis demandé si elle était une des causes prédisposantes de ce genre de maladie.

Les fièvres intermittentes sont rares dans notre pays, j'en ai rencontré quelquefois au faubourg Saint-Mansuy. La vallée de la Moselle, sablonneuse, se ressuie promptement ; beaucoup de terrains des coteaux sont en pente ; le lit de la rivière et celui de l'Ingressin, fortement inclinés, rendent leur cours rapide. Les mortes de la vallée sont renouvelées dans les débordements de la Moselle, à plusieurs reprises dans l'année ; leur eau est aussi rafraîchie par des filtrations à travers des bancs de grève. Mais le type intermittent, surtout le tierce, se montre volontiers au printemps et en automne, dans les fièvres gastriques et muqueuses : nous considérons ces maladies comme les ont définies les pathologistes Pinel, Fournier et Vaidy, Boisseau.

La surveillance des voiries, des fonderies de graisses, nous préserve d'exhalaisons pernicieuses; un clos d'équarrissage sur la route de Choloy, à la Corvée de Saint-Epvre, paraît lui avoir échappé; il incommode la contrée.

Les salles d'asile des enfants sont vastes et munies de ventilateurs; nos demeures étant pour la plupart séparées par des cours ou des jardins, il ne s'en dégage point de miasmes nuisibles; on a soin d'éviter l'encombrement dans les hospices et les prisons, car il entre dans les causes du typhus.

En faisant le compte des maladies connues pour régner épidémiquement, nous le trouvons petit; doit-on le ranger dans un cadre distinct des distributions nosologiques? Je n'en vois pas les avantages. Plusieurs épidémies de notre pays se montrent aussi sporadiques, attaquant en tout temps chaque personne, séparément, par des causes particulières : la dyssenterie, le catarrhe, le choléra, symptôme de fièvres gastriques bilieuses; mais elles laissent percer un principe aggravant, modifiant leur forme, rarement constante dans les répétitions; soit qu'il trouble la marche ordinaire, soit qu'il porte de préférence sur certaines fonctions, soit qu'il précipite la succession des symptômes, amène des complications. Le choléra asiatique, les typhus d'origine étrangère, ne diffèrent qu'en ce point du choléra sporadique et des fièvres typhoïdes.

Endémies. ἐν *dans ,* δημος *le peuple.*

Les affections endémiques sont des maux particuliers à un peuple, une population, caractérisés par leur permanence. En partie indépendantes des vicissitudes des saisons et des températures, elles n'en sont pas moins soumises à des influences locales, à certaines coutumes, à des professions ; car par des soins hygiéniques, l'éloignement du canton, le changement de travail quotidien, on parvient à éteindre plusieurs d'entre elles.

Chaque contrée présente des végétaux, des animaux, une population, une constitution, un caractère, des maladies, appartenant à elle seule. Les scrofules attirent beaucoup l'attention de nos praticiens ; elles n'épargnent aucune classe de la société, elles opposent une grande ténacité. Cependant, traitées de bonne heure chez l'enfance, avec le secours du remède héroïque que leur a fait connaître M. Coindet, de Genève, l'iode ; avec les combinaisons de cette substance, les iodures, et le concours d'autres précautions, on parvient à les guérir entièrement à l'époque de la puberté. L'affection mésentérique connue sous le nom de carreau, le rachitisme, se rencontrent le plus souvent chez les indigents ; ce qui démontre que les habitations obscures, humides, une alimentation insuffisante ou de mauvaise qualité, entrent dans les causes de leur production. Le goître se montre rarement, on peut espérer qu'il cessera complètement sur la fin du siècle où nous sommes. L'usage plus répandu de l'eau de fontaine pour boisson, l'abandon de celle de plusieurs puits, ont probablement contribué à cette amélioration.

En personnifiant la *goutte*, on a dit qu'elle se plaît à la ville ; on a remarqué que le *rhumatisme* stationne à la campagne. En changeant temporairement de demeure, en adoptant le genre d'occupation que ces séjours occasionnent, on gagne une situation nouvelle avantageuse. L'urgence, dans ces affections, est d'apaiser les douleurs locales, par les émissions sanguines, les topiques sédatifs, par des moyens généraux, la diète sévère, les boissons émollientes légèrement nitrées, les diaphorétiques, les bains de vapeurs, l'hydrothérapie, les eaux thermales de Plombières, les eaux gazeuses de Vichy, les révulsifs sur le tube digestif avec la teinture de colchique. La cure réclame la prévision de la métastase de la goutte vers les organes pulmonaires et les reins ; et de celle du rhumatisme articulaire sur le péricarde et les méninges.

Les *névralgies* sont des irritations nerveuses caractérisées par une douleur aiguë, déchirante, augmentant par la pression, revenant par accès, quelquefois à une seconde près, sans fièvre ; suivant le trajet d'un cordon ou d'un filet nerveux, existant aussi par points. Elles sont plus répandues qu'anciennement, présentent beaucoup d'analogie dans l'espèce. On les a dénommées d'après leur siége ; de là, l'hémicranie ou migraine occupant le front, la tempe, la cavité orbitaire... les tics de la face, les névralgies cervico-brachiale, intercostale, la gastralgie, l'entéralgie, la sciatique... Elles ne compromettent point la vie, mais font souffrir cruellement.

Nous avons à nous louer du traitement indiqué par les

auteurs. Si la névralgie est superficielle, poser un vésicatoire dénudé, saupoudré de deux à trois centigrammes de
sulfate de morphine, entretenu un jour ou deux; si elle
occupe le visage, faire des liniments avec un mélange à
parties égales, de chloroforme et d'huile d'amandes douces;
en injecter dans l'oreille, en enduire les gencives. Le sirop
de codéine soulage dans la gastralgie et l'entéralgie. La
médication perturbatrice usant de frictions à l'essence de
térébenthine, réussit contre la sciatique, ainsi que l'é-
lectricité. On oppose à la périodicité les valérianates de
quinine et de zinc.

L'*asthme* est une névrose héréditaire, se déclarant dans
l'âge mûr, se montrant périodique, consistant en un ré-
trécissement spasmodique des bronches; un adage répète
qu'il est un brevet de longue vie.

Les asthmatiques ont la respiration courte et gênée;
soit qu'ils restent couchés, qu'ils courent, gravissent un
escalier. Les accès débutent dans les premières heures de
la nuit, par de l'anxiété, le gonflement du ventre, la sensation de compression de la poitrine; l'expiration est
lente, sifflante; le malade recherche un air frais, est forcé
de rester assis ou debout; les sons de la voix sont entre-
coupés; le visage se gonfle, rougit, l'expectoration est
faible.

On distingue l'asthme sec et l'humide; celui-ci est
souvent subséquent au catarrhe pulmonaire.

On modère les accès par l'inhalation de la fumée de
baumes résines, les liniments narcotiques sur le thorax,
le sirop de jusquiame, les perles d'éther, d'asa fœtida,
ceux de l'asthme humide, avec le sirop de Lamouroux.

Nous nous contenterons de citer quelques affections

du système muqueux qui, sans toucher à un caractère épidémique, attaquent plusieurs personnes dans le même temps, plus fréquentes sous notre climat que dans les contrées sèches et élevées.

L'*otorrhée* est l'écoulement de l'oreille; quelquefois tenace, elle cède au vésicatoire placé derrière le pavillon de l'oreille, aux injections adoucissantes et balsamiques. La *rhinorrée*, rhume de cerveau, oblige à respirer la bouche ouverte; l'inhalation de la vapeur d'eau à laquelle on a joint un dixième de vinaigre rouge, soulage beaucoup en diminant le gonflement de la pituitaire. La *gastorrhée*, vulgairement pituite, présente l'occasion d'employer le carbonate de magnésie, le sous-nitrate de bismuth, l'eau gazeuse. La *leucorrhée* (flueurs blanches), entraîne le dépérissement de bien des femmes et même de jeunes filles; celles qui en souffrent se plaignent d'un froid continuel aux pieds. On la guérit avec les bains de siége et les injections de qualité émolliente, que l'on rend ensuite toniques par le sel marin, les roses de Provins, la noix de galle....

Les *hernies* sont les résultats des efforts que nécessitent des travaux pénibles; le nombre en est grand, plus chez les hommes que chez les femmes. On voit des familles où le père et des garçons en sont porteurs; cette infirmité s'explique alors par une conformation du bassin.

Les professions exigeant la station sur les pieds exposent aux varices et aux ulcères qu'elles amènent. Les ulcères atoniques des jambes se montrent volontiers chez les individus mangeant peu, buvant largement l'eau-de-vie de marc de raisin.

La rareté de la *gale* et des *dartres* appelle l'éloge sur

la propreté des habitants. Le traitement expéditif et sûr qu'on adresse à la gale, confirme l'opinion qui en fait la piqûre sillonnée d'un insecte aptère, le sarcopte, sorte de petite araignée, que détruisent les fumigations, les bains, les pommades, dont le soufre et les sulfures forment la base.

Le public soupçonne aisément la présence des vers, ils sont pour des individus des causes de maladies mises sous la main. Ils n'occasionnent pas autant de ravages qu'ils se l'imaginent; ils se produisent dans certaines dispositions du corps et périssent à leur terminaison, sans remède; combien de vermifuges donnés inutilement! Nous sommes loin, cependant, de blâmer la précaution d'administrer, plusieurs fois l'année, du semen-contra aux enfants chez lesquels ils abondent. Les capitules de l'armoise ainsi nommés, sont efficaces contre les ascarides lombricoïdes, assez semblables aux vers de terre; leur décoction en lavement expulse du rectum les oxyures qui s'y logent, parasites ayant la forme de bouts d'aiguille, de 6 à 9 millimètres de longueur.

L'hydropisie ne disparaîtra pas de notre pays tant qu'il s'y trouvera des habitations humides, des tempéraments lymphatiques, des causes variées produisant un état de langueur, un relâchement, une fonte des tissus, l'atonie des lymphatiques absorbants, une exhalation de sérosité. On la distingue en essentielle et en symptomatique.

La première provient, dans la majorité des cas, d'un appauvrissement du sang, d'un changement dans sa composition : diminution des globules et de la matière colorante, perte de l'albumine; le liquide des épanchements

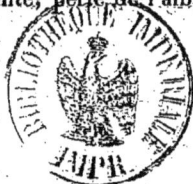

7

est plus aqueux que le sérum du sang. Dans des circonstances, elle est encore précédée par une altération des reins, (granulations, induration), qui leur fait sécréter une urine albumineuse; ou par une maladie organique du cœur, qui rend l'hématose incomplète.

La seconde est consécutive à des fièvres intermittentes, dans lesquelles la rate a été considérablement altérée, ou à des phlegmasies viscérales devenues chroniques, des kystes, ayant produit la dégénération d'un organe. Tels sont l'hydrothorax, l'hydropéricarde, ayant pour point de départ une pneumonie, une pleurésie, un catarrhe pulmonaire; telle est l'ascite se rattachant à une péritonite, une hépatite, des hydatides dans les ovaires. L'hydropisie symptomatique peut encore dépendre d'un obstacle mécanique : la compression exercée sur un vaisseau par une tumeur, un épaississement de ses parois, une fausse membrane barrant son tube. L'anasarque est l'accumulation de sérosité dans les mailles du tissu cellulaire de tout le corps, apparent surtout dans le sous-cutané.

L'œdème est l'infiltration limitée à une région du corps.

Le régime réparateur, les toniques, les ferrugineux sont indiqués dans l'hydropisie essentielle, idiopathique; dans la symptomatique, il faut rétablir l'organe compromis, lever l'obstacle, si la chose est possible; s'aider de la ponction du thorax et de l'abdomen, favoriser l'issue de la sérosité par les voies ouvertes aux sudorifiques, aux diurétiques, aux purgatifs énergiques.

La pneumonie, la pleurésie, l'apoplexie sanguine, étant aussi répandues dans les pays voisins et lointains, nous nous sommes dispensé d'en faire mention; nous dirons seulement que l'apoplexie séreuse termine quelquefois l'hydropisie.

Nous hésitons à prendre pour des affections typhoïdes, prononcées, deux fièvres que l'on rencontre journellement. Probablement, elles ont présenté l'ordre de symptômes suivant aux pathologistes qui les ont décrites dans leur état de simplicité.

FIÈVRES GASTRIQUES.

Pour nous, la fièvre gastrique n'est point une inflammation franche de l'estomac, une gastrite.

Prédispositions et causes occasionnelles.

Tempérament bilieux, affections morales tristes, embarras intestinal méconnu ou négligé, saison-chaude, usage d'aliments de digestion pénible, travaux excessifs, abus des liqueurs, boissons froides quand le corps est en sueur. De là, irritation, inflammation, surcharge de saburres dans le canal alimentaire.

Symptômes.

Migraine frontale, conjonctive légèrement jaunâtre, visage coloré, amertume de la bouche, enduit jaunâtre de la langue, rouge sur ses bords et sèche, soif vive, désir de boissons acidulées et froides, perte d'appétit, parfois soulèvement d'estomac, douleur à la pression de l'épigastre, tympanite, pouls fort et fréquent, peau aride, âcre au toucher; sueur visqueuse dans les redoublements, perte de sommeil, unine rouge-brun, avec un sédiment rosé, briqueté, susceptibilité, lassitude dans les membres.

Sa marche ordinaire est la continue, dans l'intermittente le type tierce est le plus fréquent. Des imprudences ou des incidents fâcheux peuvent faire prendre à cette fièvre le caractère typhoïde; sa durée varie de quinze à trente jours.

Traitement. Pendant l'été, si le malade est jeune, robuste, une saignée suffisante, puis une application de sangsues sur l'abdomen, des topiques émollients; un ou plusieurs laxatifs salins, la diète rigoureuse, des boissons abondantes, adoucissantes, tempérantes.

FIÈVRES MUQUEUSES.

Prédispositions et causes occasionnelles.

Enfance, sexe féminin, vieillesse, tempérament lymphatique, caractère mélancolique, santé détériorée, habitation dans les lieux humides et froids, saison de l'automne, usage de fruits non parvenus à leur maturité, de légumes altérés, de pâtes non fermentées, vie sédentaire.

Symptômes.

Pâleur du visage, flaccidité des chairs, bouche fade, salive visqueuse; langue couverte d'un enduit blanchâtre, laissant apercevoir un piqueté rosé; quelquefois aphthes sur les gencives, le pharynx, les bords de la langue; peu de soif, excepté dans les redoublements, perte d'appétit,

nausées, sensations de pesanteur à l'épigastre ; flatuo-
sités, constipation ou diarrhée ; assez souvent génération
subite de vers lombrics; pouls mou , petit ; sueur avec
odeur de souris , urine trouble, blanc-jaunâtre , avec un
sédiment grisâtre.

Cette fièvre , suivant les personnes , compromet l'état
d'une des grandes cavités du corps; si c'est la tête , des
spasmes, des mouvements convulsifs surviennent ; si c'est
la poitrine , la toux , l'oppression ; pour l'abdomen , le
ballonnement, la tension. Elle s'accompagne d'un ou de
plusieurs redoublements dans le même jour. Sa durée
varie de deux à quatre semaines et plus. Elle peut encore
décider une des formes de la fièvre typhoïde.

Traitement. Quelquefois application de sangsues derrière les oreilles , à la base des poumons , à l'épigastre,
suivant l'indication; diète dans les premiers moments,
emploi d'un mélange de rhubarbe et de magnésie pour
débarrasser le canal alimentaire, calmants anti-spasmo-
diques ; boisson émolliente , tiède , parfois un peu aci-
dulée. Sur le déclin , bouillons de mou de veau, de gre-
nouilles, d'écrevisses , de poulet. Si les forces du malade
baissent vers l'adynamie , quand la sueur est excessive ,
on peut recourir à une solution de tannate , de sulfate
de quinine ou de cinchonine ; laver encore les membres
avec un liquide amer, fébrifuge.

HYGIÈNE

Cette partie importante des sciences médicales a pour
but de conserver la santé. La connaissance et la pratique
de ses règles ont un résultat avantageux, celui de s'opposer à l'invasion de plusieurs maux. Parmi les moyens
qu'elle lui destine, il en est un auquel elle a recours pour
l'usage raisonné de toutes les choses nécessaires à l'existence, le régime, dans ses considérations avec l'état nor-
mal des fonctions.

L'hygiène adapte le régime aux constitutions, aux tempéraments, aux âges, aux sexes, aux habitudes, aux professions, aux saisons. Les rapports entre les hommes et les
choses sont saisis entre chaque individu et les influences des
objets : puis entre des groupes et ces mêmes influences.
Ces objets sont placés hors de nous, sont mis en contact
avec le corps, ou naissent au-dedans de nous ; sont utilisés
ou rejetés : viennent ensuite les mouvements volontaires,
les impressions reçues par les sens et le travail intellectuel

auquel elles servent ; de là plusieurs divisions des sujets de l'hygiène, où nous trouverons quelques réflexions à communiquer.

Circumfusa.

Les propriétés physiques de l'air sont sa fluidité, son élasticité, sa compressibilité, sa pesanteur.

En raison des différentes couches qui composent l'atmosphère, l'air est plus comprimé vers la surface de la terre que dans les hautes régions ; en s'élevant sur une haute montagne ou dans un aérostat, la respiration devient courte, pénible, des hémorragies se déclarent. La hauteur de l'atmosphère est évaluée à quinze ou seize lieues ; sa pesanteur est égale au degré de pression qu'exerce sur les corps la masse en hauteur ; elle fait équilibre au niveau de la mer, et dans des tubes fermés à une colonne de mercure de 758 millimètres, et à une colonne d'eau de 10395 millimètres. La superficie du corps d'un homme de taille ordinaire supporte une pression de 16000 kilogrammes, puissance capable de le broyer, sans la réaction de l'air et d'autres fluides élastiques renfermés intérieurement.

Dans sa plus grande pureté, l'air est composé de 0,21 de gaz oxigène, de 0,78 de gaz azote, de 0,01 de gaz acide carbonique. Ses qualités accidentelles proviennent de la quantité de lumière, de calorique, de l'électricité, qui le pénètrent ; de l'eau, des gaz, des particules matérielles dont il se charge.

Les instruments nommés eudiomètres fixent la quantité d'oxygène qu'il renferme, le thermomètre indique la chaleur, l'hygromètre son humidité et sa sécheresse, des appareils particuliers son électricité; le baromètre la pression et les changements de temps, sa colonne de mercure descend à peu près de 27 millimètres pour chaque 280 mètres d'élévation perpendiculaire. Ses autres propriétés ne peuvent être appréciées que par les sens et ses effets sur les corps vivants et inertes. L'enfant, le vieillard, la femme, reçoivent de la température des impressions plus fortes que l'homme adulte ou dans l'âge mûr. Elles sont d'autant plus supportables que les transitions de la température sont graduelles et distantes des extrêmes.

La chaleur qui dépasse 25 à 30° relâche les solides, produit l'expansion des fluides, une transpiration abondante, la lenteur des mouvements, diminue l'appétit, augmente la soif. Pour modérer ces effets, on opère des arrosements, on recherche le voisinage des cours d'eau, l'ombre des forêts.

La chaleur, unie à l'humidité, dispose à la mollesse et à l'atonie de la fibre, aux affections spasmodiques, aux exanthèmes, aux engorgements des viscères et à l'ictère, aux affections putrides. On corrige l'humidité en pratiquant des percées dans les avenues et les massifs d'arbres trop épais, au moyen des cheminées, en remuant le sol des cours, en y répandant des sels de soude et de potasse, en y plantant, espacés, des végétaux résineux toujours verts.

L'air sec occasionne un resserrement, une astriction de la peau, une irritation même qui peut devenir universelle. Les mouvements du cœur et des artères prennent de l'activité, le sang afflue aux capillaires, on est disposé aux exercices, la soif augmente. On tempère la sécheresse par des bains, les étuves, les liniments huileux sur le corps.

Le froid resserre les solides, agace l'appétit, augmente la vigueur, diminue les fonctions de la peau, stimule celles des membranes muqueuses, favorise les phlegmasies thoraciques; il peut irriter les cellules pulmonaires. Il suscite des réactions salutaires, s'il est peu intense; dans le cas contraire, il occasionne des congestions, amène la somnolence. On amende son influence par la combustion, l'exercice, les aspersions froides chez les jeunes gens, les lotions tièdes chez les personnes délicates. Dans les contrées rigoureuses comme la Russie, on couvre le visage d'un masque, et quand le nez et les oreilles prennent une teinte bleuâtre, présage de la gangrène, on frictionne ces parties avec de la neige; en les approchant du feu, la mortification s'y déclarerait; les frictions provoquent une réaction vitale progressive.

Le froid humide est la condition la plus dangereuse pour l'économie humaine : la transpiration cutanée est presque nulle, les fluides sont refoulés de la périphérie vers le centre; les digestions sont lentes, pénibles, la sécrétion urinaire est augmentée, la contractilité du cœur diminue par le retour d'une plus grande quantité de sang veineux. Il s'ensuit des stases incommodes, la prédisposition au scorbut, au rhumatisme, à la chlorose, aux catarrhes; les sensations sont émoussées, l'esprit est lourd. Dans ces circonstances, conviennent l'éclairage, des aliments nourrissants toniques, des boissons aromatiques; des liqueurs agréables, les vins rouges et vieux.

L'habitude nous fait acquérir des capacités ; elle nous permet d'endurer, dans une certaine mesure, l'action des milieux où nous sommes placés ; sa puissance tombe devant le froid humide, et les transitions brusques du froid humide au froid sec, et réciproquement. C'est ici qu'il faut recourir aux moyens combinés pour adoucir la rigueur de l'air, opposer les éléments. Au rang de ces moyens se présentent les habitations, les ouvertures au midi, les foyers, la lumière artificielle, les calorifères dans les murs et à l'air ambiant ; on recommande encore d'encaisser les rivières pour empêcher leurs débordements, de dessécher les marais par des saignées, les prairies par le drainage, de combler les puits inutiles, de pratiquer au plafond des appartements obscurs des jours en vitrage.

Un architecte démontrant son devis à un médecin voulant bâtir, plaçait le rez-de-chaussée au-dessus du niveau du sol, sur cave voûtée, tournait le corps de logis au midi et au levant, ménageait des fenêtres suffisantes pour l'éclairage ; disposait un corridor au nord et à l'ouest pour l'entrée des appartements ; une avenue agréable y conduisait, un jardin situé derrière invitait à la promenade. Le médecin approuva le plan, choisit les chambres au nord pour sa résidence d'été, celles du midi pour hiverner. Les dimensions des dortoirs, des salles de réception, doivent être calculées sur le nombre de personnes qui s'y rassemblent ; il est préférable qu'ils pèchent plutôt par étendue que par étroitesse, l'encombrement est insalubre, une des causes prédisposantes des maladies contagieuses ; l'air expiré ne contient plus que $0,14$ d'oxygène ; la proportion d'acide carbonique s'élève à $0,07$; l'homme meurt dans l'air qui ne possède plus que $0,05$ d'oxygène. Un local fermé, éclairé par trop de bougies absorbant l'oxygène, augmentant l'acide carbonique, expose à l'asphyxie.

Un lit est placé contre un mur construit avec des pierres salpêtrées, celui qui s'y repose pendant l'été laisse les jambes, les bras à découvert; la chaleur normale est soutirée; il est atteint de douleurs articulaires; ceci n'arriverait pas si la paroi était garnie de boiserie.

Il est imprudent, dans une saison tempérée, de séjourner ordinairement dans des appartements très-clos et fort échauffés; dans une saison chaude, de rester dans les lieux très-frais. Il est avantageux de s'accoutumer, autant que possible, aux influences du climat sous lequel on vit; pour les voyageurs, de se conformer aux usages des contrées qu'ils visitent.

Rien n'est plus contraire à la conservation de la vue que les cheminées mauvaises renvoyant la fumée; on ne doit point négliger de les mettre en bon état quand l'adresse des fumistes est parvenue à corriger toutes celles qui sont vicieuses. Le degré de chaleur des chambres convenable à la santé peut être maintenu à 12 ou 15 degrés. Les vernis siccatifs employés communément aujourd'hui, n'exposent point les ouvriers et les habitants aux convulsions, à la colique des peintres, comme les anciens au carbonate de plomb.

Les réchauds des repasseuses, des ferblantiers, fondeurs en métaux, se placent sur un foyer élevé, surmonté d'un tuyau de conduite, commençant par un pavillon recevant la vapeur du charbon dont on connaît les terribles effets. Cette vapeur est la même que celle des cuves de raisin en fermentation. Il est peu d'années que l'imprudence ne fasse des victimes. Le moment où l'on peut fouler le moût dans un bouge, arrive quand une chandelle, une bougie brûle à sa surface; tout le temps que la lumière s'éteint il faut s'en éloigner. Dans une ville comme Toul, où il est peu de caves et de celliers qui ne renferment des cuves en fermentation après la vendange, on dissipe le gaz non respirable, plus pesant que l'air, en agitant des tabliers, les soupiraux étant ouverts, et en brûlant du menu bois qui le volatilise. Un bouge rempli est moins à craindre qu'un demi-vide où le gaz se condense.

On exige sagement un rapport de *commodo* et *incommodo* pour l'établissement des fonderies de suif, de graisse, les séchoirs de colle-forte; ces matières répandent des odeurs de relent, de pourri, qui soulèvent l'estomac.

Pour éviter les effluves pernicieux, les propriétaires sont intéressés à combler les fossés abandonnés par la Moselle; un ouvrage important a été exécuté récemment à Dommartin; un canal creusé sous les mortes allant vers Chaudeney, renouvellerait le vaste bassin que traverse le pont, et dans lequel l'eau se corrompt. La partie du canal Vauban, supprimé dans l'intérieur de la ville, touchant au moulin Saintin, sera comblée dans peu par les soins des propriétaires. Ce canal, avant sa coupure, a rempli les fosses d'une morte placée plus bas, et nous montre comment l'eau chargée de particules vaseuses, en déposant peu à peu, forme de grands atterrissements avec le temps.

Un moyen simple, peu dispendieux, de désinfecter les lieux d'aisance, est d'y jeter parfois une solution d'acide chlorhydrique ou de sulfate de fer, qui décompose l'hydrogène carboné, sulfuré, ammoniacal. Le chlorure de chaux est un agent puissant pour neutraliser les émanalions des substances en putréfaction, les miasmes des corps malades.

Propriétaires et locataires! il est une assurance pour les demeures aussi bonne que celle contre l'incendie, c'est la propreté; elle les rend salubres, agréables. Si notre logis est notre prison, il faut éviter ce qui peut répugner aux personnes qui l'occupent et le fréquentent.

Applicata.

Les vêtements sont destinés à garantir le corps des intempéries, à l'orner, à cacher des parties dont la nudité blesse la pudeur. Ceux en usage dans nos contrées sont composés de laine, de coton, de soie, de chanvre, de lin. Lorsque la température extérieure est égale ou supérieure à celle du corps, on emploie des vêtements mauvais conducteurs du calorique, ou réfléchissant ses rayons et la lumière; si elle est inférieure, il faut en choisir qui, par le genre de tissus et l'épaisseur, mettent obstacle à la déperdition de la chaleur naturelle. Les étoffes dont la trame est poreuse, molle, renfermant dans leurs mailles de l'air, qui est mauvais conducteur, sont les plus chaudes; les tissus serrés, compactes, laissant échapper le calorique, sont moins chauds.

La couleur blanche des étoffes réfléchit la lumière et la chaleur du jour, met le corps à l'abri de leur action; la couleur noire absorbe les rayons lumineux, concentre la chaleur extérieure, mais dans l'ombre favorise la déperdition de celle du corps. Les habitants des pays brûlants se servent de vastes manteaux à capuchon, de laine blanche; ceux du cercle polaire emploient des peaux d'animaux dont la fourrure, tournée en dedans, retient la vapeur chaude de la transpiration.

La laine blanche jouit de la propriété de conserver au corps sa chaleur, d'absorber la sueur, sans se refroidir, et s'accoler sur la peau comme la toile et la cotonnade. Les personnes délicates, sujettes à la suppression de la transpiration, se trouvent bien de porter sur la peau un gilet sans manches, en finette blanche, doublée en dedans d'un feuillet noir; alors les effets de l'entrée et de la sortie du calorique sont contre-balancés.

La disparition de la lèpre et de plusieurs maladies dartreuses paraît dater du premier usage des chemises de toile. Les infirmiers et les personnes qui soignent les malades atteints de typhus, de variole confluente, sont moins exposés à la contagion, en se couvrant, pour les visites, d'un tablier, d'une blouse de toile cirée; la laine garde longtemps les miasmes exhalés de leur corps.

Les tissus de soie isolant le corps du fluide électrique, rassureront les personnes que les orages effraient. Les bretelles sont les meilleurs soutiens des pantalons; la ceinture aide beaucoup dans certains travaux qui fatiguent les reins, ainsi que ceux des scieurs, des faucheurs. Les jarretières en caoutchouc sont préférables à toutes autres, par la douce pression produite par leur élasticité. Les médecins voient avec satisfaction rejeter le vieux maillot des enfants; un justaucorps, chaud, assez large pour laisser la liberté aux membres, le remplace définitivement. Une excellente chaussure dans les temps de neige, de pluies, ce sont des bottines rendues imperméables, s'emboîtant dans des souliers lacés. Les sabots ont leur avantage, mais pendant les neiges ils se chargent de pelottes durcies et font vaciller. Les chapeaux de feutre sont maintenant percés, au sommet, d'une ventouse qui rafraîchit l'air contenu dans leur capacité.

L'orthopédie a beaucoup fait pour l'enfance ; en la lui confiant de bonne heure, il est peu de difformités qu'elle ne parvienne à corriger.

Le froid est l'ennemi des nerfs, les personnes impressionnables ont beson de se vêtir plus chaudement que les jeunes gens, les sanguins, les bilieux. En choisissant des vêtements, ne considérons pas la saison, mais la température du jour qui s'écoule ; il est plus sûr d'être un peu incommodé de la chaleur que du froid. Prenons les plus grandes précautions aux mois de mars et d'avril ; alors des coups de soleil échauffent l'air, subitement des nuages chargés de giboulées font frissonner. Les ouvriers des champs se louent des casaques en laine, qu'on serre plus ou moins suivant les instants, surtout dans ceux du repos. Les manteaux en caoutchouc rendent service dans les temps de pluie ; en toute autre circonstance ils accumulent la chaleur, en retenant la vapeur de la transpiration. Les chapeaux blancs, à larges bords, sont les meilleures coiffures quand le soleil est ardent. Les lotions, les bains sont des moyens de propreté ou des remèdes ; leurs effets dépendent de leur composition et de leur température. Ils débarrassent la peau des écailles de la sueur, lui donnent de la souplesse ; ils sont faits d'eau simple ou d'eau chargée de principes salins, aromatiques. Les bains frais de rivière conviennent aux jeunes gens chez lesquels la réaction est facile ; cette action vitale est calculée d'avance par l'hydrothérapie, découverte moderne qui rend d'éminents services dans les maladies chroniques. Les lotions, bains partiels, entiers, doux, tièdes, sont préférables pour les enfants et les vieillards; les premiers ont les tissus trop impressionnables aux liquides froids ou frais; les organes manquent d'une énergie suffisante chez le seconds. Imiter certaines populations qui plongent les nouveaux-nés dans l'eau des fleuves, c'est en exposer une partie à un sort funeste. Je préfère pour eux des lotions d'eau tiède, colorée d'un peu de vin rouge; pour ceux qui sont délicats, des lotions d'eau douce, saturée de sel marin, mêlée à une décoction de feuilles de noyer, de sauge....

Pour prendre un bain frais, il faut attendre que la sueur soit passée; mouiller d'abord la tête qui reste découverte, pour que le sang n'y afflue point; ne se plonger dans le liquide que trois heures après le repas, pour que la digestion soit terminée, en sortir dès le second frisson.

Le massage, répandu en Orient, qui consiste à pétrir les chairs, faire jouer les articulations, frictionner le derme, rappellerait la vigueur dans les membres tourmentés antérieurement par des névralgies, des rhumatismes, des paralysies. Les frictions sèches ont des effets variés, suivant leur durée, la manière de les exécuter, la nature des substances employées. Elles donnent de l'agilité aux membres, de la souplesse à la peau; les onctions garantissent de la piqûre des insectes.

La composition des cosmétiques pourrait être réduite à des liquides, dans lesquels entreraient quelques huiles volatiles agréables, des huiles douces, fraîches, des savons et des vinaigres de toilette. Des accidents fâcheux engagent à rejeter d'elle les oxydes de plomb, de mercure, d'argent, d'arsénic.

8

Nous avons à éviter plusieurs animaux vénimeux : les guêpes, les frelons, les abeilles. Aussitôt après la piqûre, il faut retirer l'aiguillon, la laver avec de l'ammoniaque liquide qui neutralise le venin, faire ensuite un liniment calmant, ou mettre un topique de feuilles de morelle, de pavot, de laitue écrasées ; si l'on manque d'alcali, employer les feuilles de persil, de lavande, de thym, broyées. Les morsures de vipères, d'animaux enragés ; les piqûres de mouches ayant sucé des corps en putréfaction, engendrant souvent la pustule maligne, doivent être cautérisées avec le fer chaud, l'acide sulfurique, le chlorhydrate d'antimoine ; au besoin, la poudre de chasse que l'on allume sur place. On fait sur la partie mordue des onctions opiacées, narcotiques, pour empêcher une névrose ; le blessé boit une tisane sudorifique, à laquelle on ajoute de l'acétate d'ammoniaque, pour éliminer le venin.

Je conseille aux individus atteints de la jaunisse, à ceux ayant éprouvé des fièvres gastriques bilieuses, menacés d'obstructions abdominales, l'eau en boisson, prise à la source de Niederbronn, ville dont on peut citer l'air pur, les belles promenades, la musique harmonieuse. Aux personnes souffrantes de névralgies, gastralgie, entéralgie, un voyage aux thermes de Plombières, cité remarquable par l'architecture élégante des façades de ses maisons, les sites qui l'entourent, la richesse de ses baignoires, de ses pavillons ; par la source ferrugineuse placée dans son avenue, salutaire dans la chlorose, l'anémie, comparée aux actions de la vertu dans les vers d'une épigraphe. Aux victimes des rhumatismes, les bains et douches de Bourbonne, où l'on trouve du calme, du soulagement, des ruines curieuses, romaines et du moyen-

âge. Aux personnes en proie à l'albuminurie, à la débilité causée par l'appauvrissement du sang, l'usage de
l'eau gazeuse de Soultzmatt, de Bussang. Aux sujets
tourmentés par des affections cutanées, dartres, teigne,
les thermes sulfureux de Barèges. Aux goutteux, calcu-
leux, les sources de Contrexéville, alimentant le Vair,
rivière passant à Soulosse.

Ingesta.

Les substances qui, introduites dans l'économie vivante,
fournissent la matière pénétrant dans tous les organes,
pour servir à leur accroissement, à leur entretien, à la
réparation de leurs pertes, sont des aliments. Le règne
animal et le végétal fournissent seuls des aliments; quelques minéraux, surtout le sel de cuisine, servent à des
assaisonnements. Quelque soit la qualité des aliments,
une partie est principalement assimilable; les autres éléments, inutiles, sont rejetés. Aussi ceux dont la composition se rapproche beaucoup de la nôtre, nourrissent plus
sous un moindre volume que les substances qui s'en éloi-
gnent: leurs effets varient suivant leur nature.

L'alimentation rafraîchissante est tirée des végétaux et
des fruits contenant des principes sucrés et acidules.
Elle est avantageuse, bien réglée, aux personnes sanguines et bilieuses.

L'alimentation relâchante s'obtient avec des corps
renfermant des mucilages, des huiles; elle est d'un grand
secours aux individus gênés par le resserrement, la constipation.

L'alimentation médiocrement réparatrice résulte de

l'usage de végétaux contenant des principes amers et sucrés ; de la fécule, de l'albumine, de la gélatine ; comme la chair de poissons, celle des jeunes animaux.

L'alimentation fortifiante est fournie par les chairs d'animaux faits, rôties, mangées presque saignantes, bœuf, mouton, gibier ; le pain bien fait dont la farine n'est point dépouillée de gluten : c'est à ce principe que la farine doit la propriété de faire pâte avec l'eau, de lever : son régime est utile aux convalescents, aux tempéraments lymphatiques, aux enfants rachitiques.

La chair de porc est une grande ressource dans le pays ; graisseuse, lourde, prise abondamment, elle est de digestion pénible : en petite quantité et mélangée, elle est moins réfractaire : le porc salé est réservé ordinairement à la soupe et à l'assaisonnement des légumes : il convient plus à l'ouvrier qu'à l'homme sédentaire, chez qui la peau et l'expiration pulmonaire fonctionnent moins.

L'habitude de ne faire qu'un repas est mauvaise ; la digestion est pénible, lente, accompagnée de torpeur ; nos ancêtres agissaient sagement, en faisant manger les enfants quatre fois le jour ; les efforts de développement sont mieux soutenus. Bien des vieillards déjeûnent de grand matin, dînent à midi, le soir se contentent d'une légère collation ; plusieurs attribuent leur longévité à cette coutume. Des enfants, des femmes, d'un tempérament lymphatique, prennent un repas sans boire ; des hommes, des adultes, d'un tempérament sanguin ou bilieux, humectent la bouche à chaque instant. Des individus, grands mangeurs, boivent très-peu ; les digestions sont longues, incomplètes ; ce régime, à la longue, amène des affections du foie, ainsi que j'en ai vu des exemples.

Il ne faut pas juger, par la complexion d'une personne, de la quantité de nourriture qu'elle consomme ; des sujets de taille moyenne et maigres prennent beaucoup d'aliments ; des sujets chargés d'embonpoint mangent peu.

Il ne faut se mettre au lit que trois heures après le repas du soir ; le sommeil, pendant le travail de la digestion, est agité, troublé par des rêves et le cauchemar.

Les aliments pour lesquels on ressent de l'appétence, n'ont pas besoin d'assaisonnement ; l'art culinaire manie aujourd'hui habilement la préparation des mets ; avec des condiments simples, de choix, il sait rendre agréables des substances fades, réveiller le goût, flatter l'odorat.

La Providence nous envoie des fruits acidulés en été ; des fruits sucrés, des légumes nourrissants au commencement de l'hiver. L'industrie nous apprend à les conserver. Les plantes potagères herbacées, soumises à la presse, renfermées dans des barriques, à l'abri du contact de l'air, sont à la disposition des ménagères, qui leur restituent en partie leur suc naturel, en les imprégnant d'eau ; la plupart d'elles s'entendent à la conservation des fruits, en les desséchant au four ou en les renfermant dans des vases que l'on chauffe dans l'eau, pour l'expulsion des gaz de fermentation, et que l'on ferme hermétiquement.

Le pain nourrit autant que la chair des animaux : ses qualités principales sont d'être convenablement pétri pour le mélange parfait de la farine et de l'eau ; d'avoir subi une fermentation arrêtée à propos, pour la cuisson. Sa confection a manqué s'il est boursouflé, charbonné, trop compacte. Le mi-blanc soutient plus les ouvriers, le retrait contenant une notable quantité de gluten. On peut

ajouter aussi au pain de la farine de seigle qui le main-
tient frais, ou de la fécule de pomme de terre; celui
d'orge, d'avoine, de sarrasin, de maïs, est inférieur en
qualité. Le pain d'épice est préparé avec la fleur de farine
de seigle, pétrie avec du miel exprimé des gâteaux, aro-
matisé suivant le goût. Il est recherché des enfants, utile
aux personnes sujettes au resserrement. J'apprends avec
satisfaction partout où je suis appelé, que l'on cesse de
donner aux enfants la bouillie faite de farine et de lait
soumis à la cuisson, formant une colle lourde et indigeste.

Les boissons ont été destinées à réparer les parties
fluides du corps, diminuées par les sécrétions, et à dissoudre les aliments solides. La soif nous avertit du besoin par une sensation de sécheresse à la bouche, de
chaleur à la gorge. Plusieurs boissons servent d'assaisonnements. Dans les moments de la fenaison, de la moisson, des gastrites et des pneumonies se déclarent chez
les personnes imprudentes qui boivent à longs traits aux
fontaines; la transpiration et l'action de la peau sont
arrêtées, le corps devient glacé, des phlegmasies internes
sont produites.

Les individus buvant largement du vin rouge, de la
bonne bière, mangent peu; les hydropates consomment
plus d'aliments, l'eau est la plus dissolvante des boissons. Les buveurs de liqueurs à la longue maigrissent,
ont les chairs molles, les extrémités infiltrées. Le cidre,
le poiré, ne soutiennent pas comme le vin et la bière, ils
contiennent plus d'acide malique.

Sydenham, goutteux, conseillait la petite bière à ceux
qui souffraient de la même affection que lui. La décoction

de café torréfié, prise froide, est une liqueur tonique, agréable, modérant une sueur copieuse.

Un exemple à suivre est celui de ce maître de pension, employant l'eau pure ou l'eau rougie pendant le service de table, réservant pour le dessert une dose raisonnable de vin ou de plusieurs vins généreux. Une maxime de l'école de Salerne défend de boire entre les repas; cette privation est peu gênante pour l'homme de bureau ou d'étude, pénible pour l'ouvrier ardent à la tâche: nous dirons : l'eau pure étanche faiblement la soif, encore faut-il la prendre par intervalles, à petits coups ; elle est plus rafraîchissante coupée avec le vin, la bière, une petite quantité de liqueur. Lorsque la circulation est accélérée, le corps en moiteur, interrompez le travail, attendez un instant, buvez à petites doses et par reprises ; ainsi se comportent les tribus nomades des plaines arides et brûlantes.

Les liqueurs les plus pernicieuses, prises à profusion, sont l'eau-de-vie de marc de raisin, contenant une huile empyreumatique qu'elle ne perd jamais, rendant l'haleine mauvaise ; l'absinthe, alcoolat dont les effets délétères se portent sur le cerveau et les nerfs. Employées de la manière suivante, elles fortifient dans de grandes fatigues et les temps humides : prendre l'absinthe aussitôt avant de manger, l'eau-de-vie immédiatement après le repas. Les personnes qui prennent la goutte le matin, font bien de manger en même temps, de ne point répéter la dose.

Le vin rouge est tonique, affermit ; le blanc est diurétique, mais il dessèche ; le gris tient le milieu entre ces effets. On se procure des boissons salutaires, en faisant macérer des plantes aromatiques dans l'eau ; en compo-

sant de l'eau panée à laquelle on ajoute une liqueur, du
sucre, du miel. Dans les heures froides et humides, pour
donner au cerveau l'activité nécessaire, le thé parfumé
de rhum, cognac, kirsch, et l'excellent café, sont les
liqueurs convenables aux artistes et aux savants.

Excernenda.

Le corps s'assimile la partie des aliments qui lui convient; par divers appareils il se débarrasse de celle de-
venue inutile, ainsi que des débris du renouvellement
des organes. Plusieurs voies sont destinées à cette dépu-
ration, pour la sueur, l'exhalation pulmonaire, les
excrétions muqueuses, les urines, les selles.

Je connais des personnes qui travaillent du matin au
soir, au grand air, au soleil, sans que leur chemise soit
mouillée. Chez d'autres, l'exercice détermine une transpiration dans toutes les régions; il en est qui suent
principalement à la tête ou aux aisselles, à l'épigastre,
aux pieds. Les variations de ces évacuations tiennent à
la disposition particulière, il faut leur laisser un libre
cours, elles n'exigent que des soins de toilette et le changement de linge. La sueur abondante aux pieds ne per-
siste souvent que pendant une période de la vie; j'ai vu
sa suppression produite par des répercussifs déterminer
des affections cérébrales.

Le suintement derrière les oreilles des enfants ne demande que des lotions d'eau de mauve, tiède; les jetées
laiteuses sur leur tête se dissipent d'elles-mêmes, il suffit
de passer souvent sur les cheveux une brosse douce.

La sécheresse des narines, l'interruption des muco-

sités de la pituitaire, sont parfois les signes avant-cou-
reurs du coryza ; la diminution de l'exhalation pulmonaire
se reconnaît en plaçant une glace, un miroir poli, devant
la bouche ; accompagnée d'oppression, de toux, elle
annonce une phlegmasie pulmonaire.

Il est à propos d'avertir que les sécrétions se suppléent
dans de certaines limites ; il ne faut pas s'inquiéter si
l'on mouche peu, si l'on urine en petite quantité, par un
temps qui favorise la transpiration ; si l'on urine, si l'on
expectore davantage que de coutume par un froid qui
supprime la sueur.

Les parents surveillent les enfants qui exécutent des
besoins ; il en est par crainte qui ne peuvent uriner ; il
suffit d'opérer un liniment sur les reins, de placer un
instant leurs pieds sur la pierre, pour que l'évacuation
ait lieu. Certains restent longtemps accroupis pour la
défécation, font de longs efforts capables d'occasionner
des hernies et la chute du rectum. Une éponge imbibée
d'une solution d'alun, mise sous le siége, réussit à re-
mettre l'intestin à sa place. La constipation contractée
par négligence amène une prédisposition aux phlegmasies
intestinales ; chez les vieillards, elle favorise les congestions cérébrales.

Le tabac est devenu matière nécessaire, celui de
France est le meilleur suivant l'opinion des connaisseurs ;
il renferme un principe, la nicotine, dont il est prudent
d'éviter l'action stupéfiante. Le tabac en poudre irrite la
pituitaire, s'il ne fait pas moucher, il rougit le nez des
personnes qui s'occupent au soleil ; le tabac, mâché, pro-
voque la sécrétion de la salive, perte pour la digestion ;
la pipe est un délassement, un soulagement dans les

maux de dents; en desséchant un peu le palais et la bouche, elle invite les amateurs à boire la bière.

Gesta.

Le cours de la vie comprend des alternatives continuelles d'activité et de repos, de veille et de sommeil; ces alternatives sont en rapport avec les excitants du jour sur les sens et le cerveau, avec le calme et l'obscurité de la nuit; c'est leur ordre naturel, les fonctions de relations les éprouvent, étant soumises à la volonté, dépensant une somme de forces ayant besoin d'être réparée; celles réglant la nutrition et l'évolution sont continues. Aussi, pour ces deux genres de fonctions, l'activité suit une marche inverse. C'est à jeun, ou un certain temps après le repas, que l'esprit et les sens, les mouvements, montent à un exercice facile, entier; c'est après le repas que l'on éprouve une tendance au repos, état intermédiaire à la veille et au sommeil.

Les enfants dont les mouvements sont rapides, d'une fréquente répétition, dont le corps prend de l'accroissement sans arrêt, dorment les deux tiers du temps; le jeune homme se réveille le matin dans la position qu'il a prise le soir en se couchant; pour l'homme fait, le sommeil se divise en deux périodes : la première pendant laquelle il est profond, continu; la seconde séparée par un intervalle plus ou moins long, pendant laquelle il est plus léger; le vieillard ne dort que quelques heures. Les femmes dépensant beaucoup de sensibilité, les hommes se livrant à des occupations plus fatiguantes, ont besoin d'une durée égale de repos; le tempérament lymphatique se modifie en donnant de l'étendue à la veille ; le sanguin et le bilieux gagnent à goûter plus de sommeil. Les personnes qui se livrent à des occupations fatiguantes, peuvent suivre cette règle : se reposer quelques instants avant de prendre le repas, après rester assis ou faire une promenade tranquille. Il suffit de se coucher sur le dos, pour que la poitrine rende un ronflement ; le coucher sur le côté droit empêche le foie de peser sur l'estomac, cette position est la moins gênante, elle éloigne les rêves.

Les transitions d'un âge à un autre ne s'opèrent point sans anxiété, indisposition, mouvement fébrile même ; on les subit sans trop de peine, en remplaçant successivement les occupations, les habitudes, le régime de l'âge qui se termine, par le travail, l'esprit, les mœurs de celui qui commence et le suit. La puberté ne devient point l'âge mûr en un jour, la vieillesse retient à son début quelque chose de l'époque virile ; on trouve à 70 ans des vieillards actifs et énergiques. Les mêmes ménagements sont applicables aux changements de profession ; des personnes prenant la retraite d'un emploi, brusquement, pour se livrer au repos, s'exempter de toute occupation, rencontrent sur leur chemin l'apoplexie, la goutte, l'ennui.

Il est important d'établir une mesure dans l'exercice des forces, leurs effets sont proportionnels aux éléments qui les produisent : la sensibilité cérébrale, la contractilité musculaire ; ils sont appréciables dans la réaction contre des influences incommodes, auxquelles nous ne pouvons nous soustraire, et dans les travaux nécessitant de la persévérance. La puissance vitale se calcule comme les forces physiques, par le produit de la vitesse et de la masse.

Les personnes vives, courageuses, chez lesquelles l'appareil musculaire est suffisamment développé, atteignent au plus haut degré de la force; elles l'emporteront pour la durée de la résistance, sur celles ayant le caractère moins énergique, la taille plus élevée, les membres plus gros. Au deuxième degré se placeront les sujets doués de fermeté, de résolution, d'une corpulence médiocre. Au troisième se rangeront les individus timides, délicats, dont les chairs sont molles, les membres potelés.

Les grands efforts sont dangereux, ils amènent la rupture des fibres musculaires, la déchirure de quelques vaisseaux sanguins, le plus souvent des hernies. Cette dernière espèce d'infirmités produite chez les enfants par les cris, les accès de toux, se guérit assez facilement avec des précautions; j'ai connu des adultes qui se sont débarrassés de celles dont ils étaient porteurs, en se servant d'un bandage bien confectionné, en faisant quatre repas par jour, très-frugalement, en entretenant libres les fonctions intestinales, en opérant à plusieurs reprises l'ouvrage qu'ils exécutaient en une fois précédemment. Les mouvements du corps sont totaux ou partiels; pour soutenir la continuité, ils ont besoin d'une gradation; il est bon de marcher avant de courir pour une longue route. Dans les occupations professionnelles, on est délassé, soulagé, par une distribution qui les varie et les rend contraires : à celles obligeant le corps à la station, l'immobilité; les membres à l'extension, la répulsion, on fait succéder dans la même durée celles qui veulent la progression, la flexion, la traction. Cet avis concerne les vignerons, les scieurs, terrassiers, dont la colonne vertébrale reste souvent courbée.

Les états contraignant à la fatigue des jambes, amènent dans la suite chez les tourneurs, armuriers.... des varices et des plaies; ils retireront des services de jarretières en caoutchouc, placées sur les nœuds les plus saillants, les contenant par une douce pression. Les hommes de bureau forcés à rester debout se servent de chaises à la hauteur du siége qu'elles soutiennent; ceux assis continuellement se préservent d'hémorroïdes avec des coussins percés, garnis de crin.

Les praticiens sont souvent visités par des serruriers, maréchaux-ferrants, ayant reçu en forgeant des parcelles de fer brûlantes, entre les paupières ou sur le globe de l'œil. Si elles sont mobiles, un aimant les attire, une curette les entraîne. Nous les engageons, ainsi que les verriers, briquetiers, à se servir dans le travail de lunettes à verre ample et vert (couleur adoucissant la lumière), pour arrêter les molécules ignées, les éclats nuisibles.

Les cantonniers, scieurs de long, se servent aujourd'hui pour protéger la vue, de légers treillages en fil de fer, qui repoussent la poussière des silex et la sciure du bois.

Les faucheurs, voituriers, évitent les hernies par l'emploi des ceintures élastiques, soutenant les parois de l'abdomen.

Les propriétaires de vastes maisons négligent la protection des paratonnerres, cependant la dépense qu'ils occasionnent n'est point onéreuse; seule, la grande poudrière en est munie; leur privation autorise quelques recommandations. Dans les moments d'orage, ne cherchez point un refuge sous les grands arbres; ils font

pointe et attirent, évitez de courir ; si vous maniez un
instrument de fer, quittez-le, ce métal est bon conducteur du fluide électrique. Si vous êtes surpris dans les
champs, vous choisirez pour abri une haie épaisse, un
pont, un fossé sans eau. Les personnes que la foudre
effraie se rassureront en se couvrant d'habillements de
soie, substance isolante.

La pratique des arts industriels, en augmentant le
nombre des infirmités, découvre en même temps des
moyens de les atténuer, moyens qui se présentent au
discernement, compensation qui encourage à s'y livrer.

Percepta.

Pour réussir dans ses entreprises, se rendre heureux,
il est indispensable de cultiver les sens, de fixer une
direction aux facultés de l'esprit, de donner aux affections
des motifs louables.

La surveillance des parents doit se porter d'abord sur
le développement du corps des enfants, pour prévenir les
déviations et les difformités. On les dispose à connaître la
portée de leurs sens, à corriger ceux qui sont faibles dé-
fectueux ; on les occupe d'objets simples, positifs ; on
éloigne d'eux la crainte de l'obscurité de la nuit, des
spectres, les contes absurdes de revenants. Si un enfant
est un peu gâté, choyé par un de ses proches, il est bon
qu'un autre gagne de l'ascendant sur son caractère, il y
parviendra par adresse ou plus de fermeté. Pour ne pas
le rebuter, on interrompt les heures d'étude par des moments de récréations et de jeux ; c'est le moyen de la lui
faire désirer et de la rendre profitable. Il faut éviter de sur-

charger sa mémoire de trop d'idées, il oublierait le lendemain ce qu'il aurait appris la veille ; on attire son attention sur les connaissances nécessaires dans toutes les positions et sur ses devoirs. Ses tendances et ses goûts se manifesteront vers la dixième année, alors on favorise l'inclination qui le conduira au genre de vie auquel il paraît destiné. Malgré l'inconstance de ses déterminations, il est rare qu'il réussisse dans les applications qui lui répugnent.

De toutes les facultés, l'imagination est celle qui sollicite le jeune homme ; elle lui présente des conceptions neuves, hardies, dans lesquelles il découvre plus tard des rêves et des illusions. La littérature, la poésie, les œuvres dramatiques ont des attraits pour lui, les vives émotions qu'il recherche concordent avec des exercices nécessitant des mouvements fréquents, prompts, la chasse, la danse, les voyages, exercices qui, rendus un peu fatiguants, ralentissent la circulation du sang, tempèrent sa vivacité et ses élans. La jeunesse montre plus de constance et de sincérité en amitié qu'en amour. C'est dans le cours de sa dernière période que l'esprit développe avec succès des forces virtuelles attendant l'occasion favorable de leur manifestation, le jugement, la réflexion, l'association des idées ; alors la pensée élabore les matériaux amassés par de nombreuses et profondes sensations, conservées dans la mémoire. Pour procéder avec gain, à la raison sont nécessaires le calme de l'âme et le retour suffisant d'un certain nombre d'idées. Le sanguin se distinguera plus qu'un lymphatique pour les traits spirituels, les contes amusants, les reparties et les tours du langage ; le second lui sera supérieur dans les œuvres qui exigent l'expérience et la méditation ; le bilieux sera un juge sévère, mais équitable dans une composition ; le mélancolique se complaira dans le genre original, fantastique. Consultons, pour embrasser une carrière, notre vocation, ses annonces ou nos dispositions natives, et l'âge où nous sommes.

Dans les rapports du physique au moral on trouve des similitudes, dans lesquelles il est permis de placer des règles de conduite. Une partie du corps, fatiguée, se trouve délassée par l'exercice d'une autre ; une faculté de l'esprit est reposée par l'application d'une faculté différente. Les orateurs du barreau occupent leurs loisirs de poésie, d'arts d'agrément ; le mathématicien, le chimiste, procurent la détente à leur esprit avec des sciences d'observation, la géographie, l'agriculture.

L'intérêt est l'ennemi le plus dangereux des relations basées sur l'estime et l'amitié : il étend sur elles la froideur, des couleurs sombres, des divisions ; le sage évite les occasions et les questions dans lesquelles il tenterait d'intervenir. Ces affections naissent quelquefois subitement chez les jeunes gens, par des sentiments de sympathie, les amitiés de collége sont durables ; chez l'homme mûr, elles se déclarent plus lentement, par un échange de procédés et d'égards, de prudence et de réflexion ; le vieillard, dont l'esprit n'est plus apte à acquérir des notions superflues, préfère le retour vers le passé, recherche, aime la compagnie des enfants.

Dans l'ordre moral, les affections sont des états de l'âme, accompagnés de plaisir ou de peine ; les passions proviennent de sentiments profonds et violents, amenant des situations de l'esprit et du corps exceptionnelles. Nous ne déciderons pas si toutes ont pour mobiles la satisfac-

tion des sens et l'amour de soi ; ces deux conditions
entrent dans leur formation, mais il est d'autres principes dans celles qui ont pour but les grandes actions :
l'amour paternel, le dévouement à son pays, le bien de
ses semblables, les découvertes utiles à la société. Faire
consister la félicité dans l'indifférence et l'incurie, c'est
diminuer la vie de moitié, une foule de satisfactions sont
inconnues à l'homme impassible comme le dieu Terme
de la fable. Il est appelé à donner un cours à toutes ses
facultés, il a le pouvoir de mettre une pondération, une
retenue dans ses désirs et ses volontés. Ce pouvoir se
présente à lui dans les choses disponibles, sa destinée
est telle que les émotions qu'il en retire se touchent
dans leurs extrêmes : la gaîté est le premier terme du
plaisir, le second est la joie, le troisième la volupté.
Celle-ci conduit à la satiété, la tristesse, la gêne, qui
commencent la série des termes de la douleur.

La jalousie est la passion ordinaire chez l'enfance ;
l'amour suscite des tourments à la jeunesse ; l'ambition
agite l'âge mûr, la colère décide souvent chez les vieillards le raptus apoplectique. La médecine morale combat
les passions impérieuses, en les opposant entre elles
avec le secours des émotions nouvelles et partielles qui
divisent et atténuent leur violence, et en faisant ressortir
dans leurs objets leur mauvais côté. Les passions d'où
les autres dérivent, sont l'amour, la joie, la colère : leurs
contraires sont la haine, la tristesse, la crainte. Les premières emploient l'énergie cérébrale, accélèrent la circulation, augmentent la contraction musculaire, la chaleur
vitale, mettent les fluides en expansion ; leur excès prépare les vésanies, manie, monomanie ; les secondes

9

débilitent l'esprit, oppressent la poitrine, concentrent les forces avec gêne à l'épigastre, refoulent les fluides à l'intérieur, glacent le corps, prédisposent aux obstructions viscérales, à l'ictère, aux anévrismes. La maladie la plus redoutable aux gens de lettres est l'hypocondrie, névrose cérébrale caractérisée par la morosité, une préoccupation exagérée de la santé, situation qu'il faut rompre par les voyages, la surprise d'impressions nouvelles, le travail manuel.

Ces deux maximes trouvent leur application dans une foule d'occasions; la première nous dit : Aide-toi, le ciel t'aidera. Dans son amplification, elle recommande de s'étudier, de se connaître assez pour voir et juger par soi-même, de calculer ses forces sans présomption, pour vaincre les obstacles par le travail, la patience, la persévérance.

La seconde : Hâte-toi lentement, se traduit ainsi : éviter les distractions, mettre de l'ordre dans ses occupations. Trop de précipitation amène la confusion, oblige à recommencer ou à rectifier les œuvres en voie d'exécution.

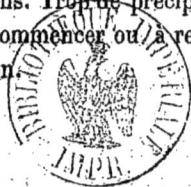

FIN.

www.ingramcontent.com/pod-product-compliance
Lightning Source LLC
Chambersburg PA
CBHW071148200326
41519CB00018B/5149